歯科臨床のエキスパートを目指して　vol.I　コンベンショナル レストレーション

# 4

# クラウン プレパレーション
## Crown Preparation

監　修　山﨑長郎
編　集　小濱忠一　瀬戸延泰

医歯薬出版株式会社

This book was originally published in Japanese
under the title of:

SHIKARINSHŌ-NO EKISUPĀTO-O MEZASHITE — KONBENSHONARU RESUTORĒSHON: 4 KURAUN-PUREPARĒSHON
(Going for becoming an expert on dental practice — Conventional Restoration: 4 Crown Preparation)

Editors:
YAMAZAKI, Masao
    Harajuku Dental Office
OBAMA, Tadakazu
    Obama Dental Clinic
SETO, Nobuyasu
    Seto Dental Clinic

© 2004 1st ed.

ISHIYAKU PUBLISHERS, INC.
    7-10, Honkomagome 1 chome, Bunkyo-ku,
    Tokyo 113-8612, Japan

「歯科臨床のエキスパートを目指して──Vol. I コンベンショナルレストレーション」執筆者一覧

# 4　クラウンプレパレーション

- 小濱忠一　　**OBAMA Tadakazu**
  〒971-8101　福島県いわき市小名浜岡小名2-4-10　小濱歯科医院

- 瀬戸延泰　　**SETO Nobuyasu**
  〒241-0022　神奈川県横浜市旭区鶴ケ峰1-2-9　ヴァンテベール2階　瀬戸デンタルクリニック

- 千葉豊和　　**CHIBA Toyokazu**
  〒064-0808　北海道札幌市中央区南8条西9丁目　千葉歯科クリニック

- 山﨑長郎　　**YAMAZAKI Masao**
  〒150-0002　東京都渋谷区渋谷2-1-12　パシフィックスクエア宮益坂上4階　原宿デンタルオフィス

(五十音順)

## 監修者の序
## ―コンベンショナルレストレーション発刊にあたって

　歯冠修復治療の目的は，この数十年変わることはなかった．おそらく，これからの数十年も変わることはないと思われる．すなわち，失われた，ないしは低下した機能と審美性を回復すること，そして，残存組織の保全を図るということは，歯冠修復治療の目的として変わることはないだろう．しかし，その目的を達成する技術，材料はもちろんのこと，治療技術を選択し，治療を確実にするための診査・診断の基本は，この十年で激変したといってよい．それは，歯冠修復治療そのものの進歩でもあるし，歯周治療，齲蝕，接着，マイクロスコープの導入などの周辺分野の進歩が歯冠修復治療の効果を向上させたという面もある．

　さて，歯冠修復治療における"激変"とは具体的に何かといえば，第一にあげるべきは1980年代においてわが国においても大きな話題となった「歯周補綴」の治療成績を向上させる際に検討が加えられた歯冠修復物と歯周組織との生物学的な関係が明確になったことである．このことは，歯冠修復治療の現代的な方法としてのインプラントに反映されることになり一層研究が集中的に進展し，その関係性は今ではかなり明確になったといえるだろう．つまり，これまでのように歯を対象とする場合でも，インプラントを対象とする歯冠修復治療においても，歯周組織の保全を図るうえでの基準を得ること，すなわち診査・診断を行うことができるようになったのである．また，このことにより，歯冠修復物を取り巻く軟組織の処置を確定的に行うことが可能となり，歯だけではなく歯周組織も含めた審美性の獲得を計画的に行うことができるようになった．

　次にあげるべきは，カリオロジーに基づく診査・診断とカリエスコントロール，そして接着による歯質保存可能性の拡大である．

　この二つの例にもみられるように，歯冠修復治療の目的は変化していないし，当面，変化することも考えられない．しかし，歯冠修復治療は，そのための診査・診断の基本を確立し，それに基づく治療術式を体系化している．その意味で，基本的な歯冠修復治療という意味での「コンベンショナルレストレーション」は，20世紀から21世紀にかけて大きく進歩した．

　今回刊行された第1巻から第5巻までは，コンベンショナルレストレーションの内容を横断的に整理したものである．是非ご一読いただきたい．

2004年6月<br>
SJCDインターナショナル会長　山﨑長郎

# 序

　歯科医療において，器材の進歩の恩恵をもっとも大きく受けた手技の一つがクラウンプレパレーションである．短時間に支台歯形成ができるようになったという点で，それは非常に大きな進歩だった．

　1960年代の中頃にセラモメタルレストレーションが登場し，これが世界的に普及することで，審美修復は，その恩恵を受けたいすべての患者，そのような処置をしたいすべての術者のものとなった．その際すでに，セラモメタルレストレーションを適切な治療として達成するための支台歯形態に対する原則が紹介された．装着されるセラモメタルクラウンと，その支台歯との基本要件が具備されてはじめてセラモメタルレストレーションは生物学的にも，またその高次の目的である審美性，そして機能の回復という点でも治療行為として成立する．

　歯冠修復物という観点からは，構造的に十分な強度を獲得したうえで，可及的に厚みが薄いことが望ましい．しかし，ポーセレンをメタルに前装するという製作上の必然性はセラモメタルクラウンの厚みを増加させ，これを用いる場合にメタルクラウンよりも多くの歯質の切削を必要とすることになった．つまり，審美性の回復という目的を達成することが可能となったその一方で，より多くの歯質を削除せざるをえないという問題を内蔵していることを理解していなければならない．

　したがって，セラモメタルレストレーションでは，前準備であるプレパレーションに非常に繊細な処置が求められてきた．つまり，適切な処置を行ったとしても歯質の切削はメタル単体よりも多くなるため，プレパレーション時の"遊び"は非常にわずかな量になる．このため，材料学的，生物学的に非常に論理性のあるプレパレーションのガイドラインが作成されている．

　そして，1990年代になりdentogingival complexの概念が登場して，プレパレーションは，術後の歯周組織の安定性をも考慮するものとなった．

　わが国においては，プレパレーションの基本に関しては，あまり体系立てて紹介されることがなかったように思う．むろん，プレパレーションの基本は，何も新しいものではなく，すでに数十年前から存在していた．

　本巻では，プレパレーションの基本を整理したうえで，最近，術後経過に関する評価も安定してきたdentogingival complexに基づく，歯肉との生物学的，審美的な調和を一層考慮したプレパレーションに関して，可能な限りまとめることを心がけた．

2004年6月
小濱忠一　瀬戸延泰

歯科臨床のエキスパートを目指して

vol. I　コンベンショナル レストレーション

Conventional Restoration 4　クラウンプレパレーション　Crown Preparation

監修＝山﨑長郎　　編集＝小濱忠一　瀬戸延泰

## 目次

| | | |
|---|---|---|
| 08 | 1 | トップダウントゥースプレパレーション<br>Top-down tooth preparation<br>●瀬戸延泰　SETO Nobuyasu |
| 10 | 2 | 適切な支台歯形成を行うために求められたさまざまな前処置<br>Variety of pretreatments required to prepare abutments properly<br>●瀬戸延泰　SETO Nobuyasu |
| 12 | 3 | 支台歯形成を修正してオールセラミックレストレーションを装着した症例<br>All-ceramic restorative case after correcting the abutment tooth preparation<br>●山﨑長郎　YAMAZAKI Masao |

### 歯冠修復治療におけるクラウンプレパレーションの重要性
The importance of crown preparation in crown restorative therapy

| | | |
|---|---|---|
| 20 | 1 | 歯冠修復物を装着したために生じる歯周組織の問題<br>Periodontal tissue problems raised by seating of crown restoration<br>●小濱忠一　OBAMA Tadakazu |

### 基本的な支台形態とプレパレーション　Basic abutment forms and preparation

| | | |
|---|---|---|
| 26 | 1 | 支台歯形態とプレパレーションの基本<br>Abutment tooth form and basis of preparation<br>●瀬戸延泰　SETO Nobuyasu |
| 34 | 2 | 削除量の決定方法—パイロットグルーブと room for material<br>Means to determine the tooth reduction amount — Preparation of pilot groove and room for material<br>●瀬戸延泰　SETO Nobuyasu |
| 38 | 2 | 支台歯形成用バーの選択<br>Bar selection for abut tooth preparation<br>●瀬戸延泰　SETO Nobuyasu |
| 40 | 4 | 支台歯形成の手順<br>Procedure of abutment tooth preparation<br>●瀬戸延泰　SETO Nobuyasu |

イラストレーション＝神林光二／前川貴章／上村一樹／㈲ 秋編集事務所
装丁・グラフィックデザイン＝梅村事務所

| 54 | 5 マージン形態<br>Margin design |
|---|---|
| | ●瀬戸延泰　SETO Nobuyasu |

| 59 | 6 フィニッシュラインの設定位置<br>Finish line placement |
|---|---|
| | ●瀬戸延泰　SETO Nobuyasu |

| 69 | 7 クラウンプレパレーションのための前処置<br>Pretreatment for crown preparation |
|---|---|
| | ●瀬戸延泰　SETO Nobuyasu |

## 印象採得の前処置と印象　Pretreatment for impression taking and impression

| 82 | 1 前処置としての歯周組織のコントロール<br>Control of periodontal tissue as pretreatment |
|---|---|
| | ●千葉豊和　CHIBA Toyokazu ／小濱忠一　OBAMA Tadakazu |

| 84 | 2 歯肉圧排<br>Gingival retraction |
|---|---|
| | ●千葉豊和　CHIBA Toyokazu ／小濱忠一　OBAMA Tadakazu |

| 91 | 3 プレパレーションのガイドライン<br>Guideline for preparation |
|---|---|
| | ●小濱忠一　OBAMA Tadakazu |

| 98 | 4 歯周組織を考慮したフィニッシュラインのプレパレーション<br>Finish line preparation in view of periodontal tissue |
|---|---|
| | ●小濱忠一　OBAMA Tadakazu |

## 応用臨床例　Clinical applications

| 104 | 1 診断用ワックスアップに基づく多数歯のプレパレーションと審美的改善<br>Multiple tooth preparation and esthetic improvement based on diagnostic waxing-up |
|---|---|
| | ●山﨑長郎　YAMAZAKI Masao |

| 110 | 参考文献 |
|---|---|
| 112 | 索引 |

# 1 トップダウントゥースプレパレーション
## Top-down tooth preparation

　支台歯形成とは，歯を均一に削除する作業ではなく，修復材料に必要な厚みを設定することを目的とした作業である．つまり最終補綴形態の認識と歯冠修復物の材料特性を完全に理解していなければ，プレパレーションはスタートできない．

　診査・診断，治療計画を経て導き出された最終ゴール（診断用ワックスアップ）を基準にしたトップダウントゥースプレパレーションが求められるわけである．

　本症例に示す捻転歯のように解剖学的形態が正常ではない場合には，この基本的な知識とテクニックを備えていないと，機能的，審美的にも，またメインテナンスに関しても問題を抱えたままの歯冠修復処置となってしまう．あるいは生活歯においては，不適切な材料選択により便宜的な抜髄を治療計画に組む結果となりかねない．

**1-A** 2|1 2 は色調改善を，1| は捻転歯で形態改善を目的とした

**1-B** 支台歯形成は目標（治療ゴール）を的確に設定することから始まる

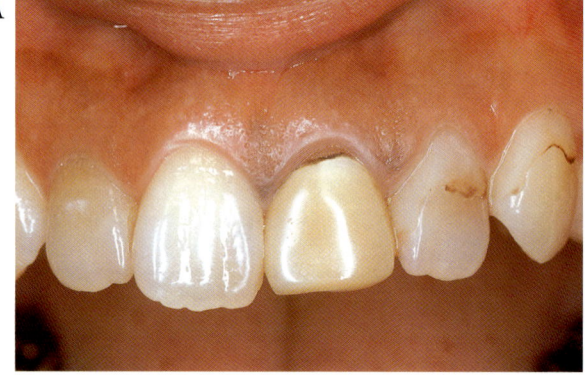
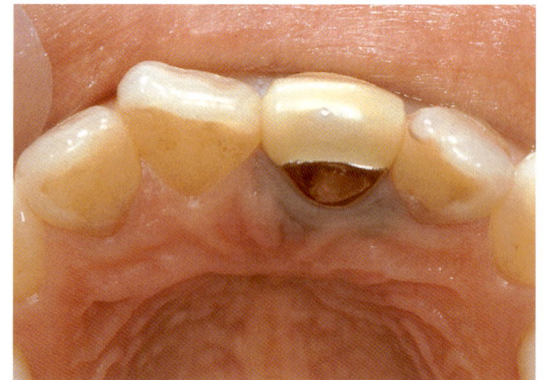
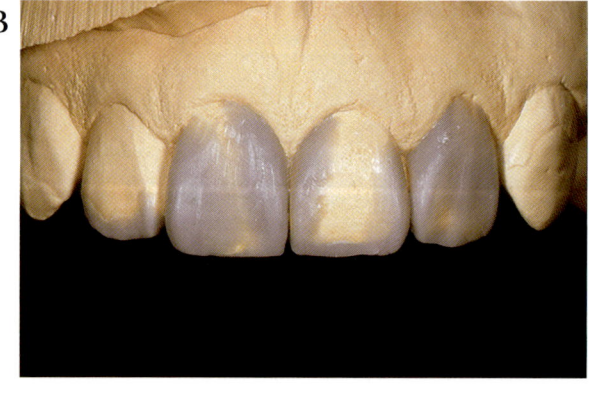
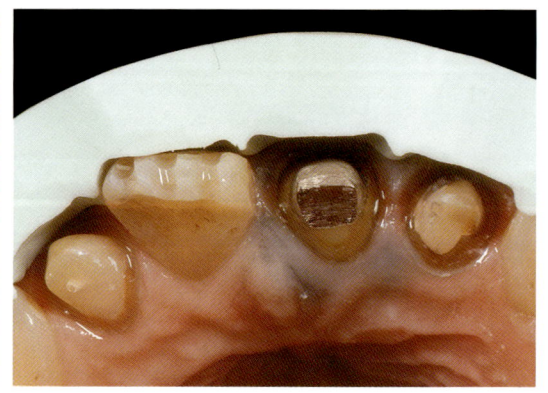

1-C

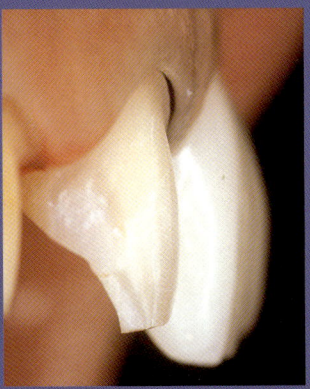
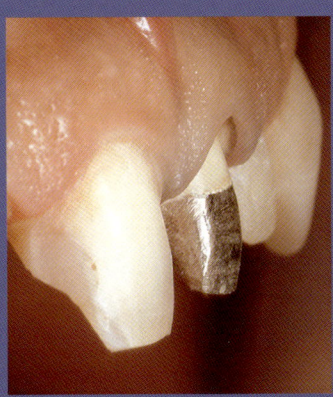

1-C 両側中切歯における支台歯とプロビジョナルの関係．最終補綴物の形態と相似形であることが支台歯形成の基本的要件である
右：反対側のプロビジョナルを除去．両者の相似形が保たれているが，修復方法により削除量は異なる

1-D 唇側および舌側の3面形成は，それぞれに目的・意義が存在する

1-E ファイナルプレパレーション．支台歯形成とは，術者が何を意図し，そこにどのような補綴形態を望んでいるのかという意思を技工士に伝達する暗黙のメッセージである

1-F 術後．2|1 2 はオールセラミックス，1| はラミネートベニア（技工担当：土屋覚氏）．材料はすべてジルコニア（2|1 2：3M社，Lava system）

1-D
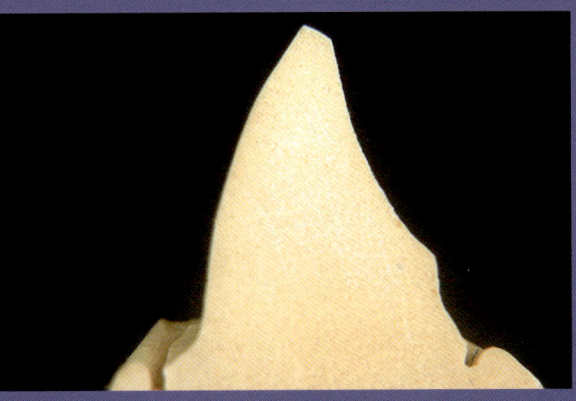

1-E
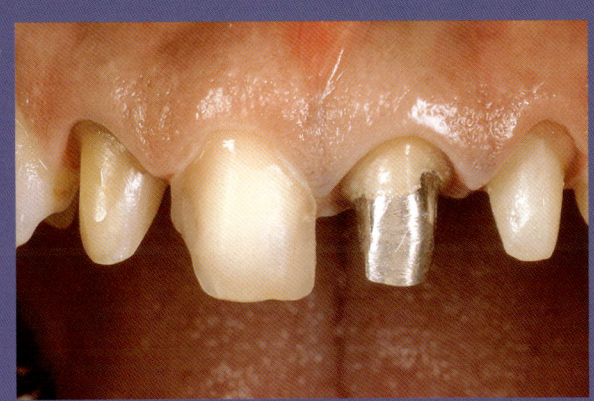

1-F
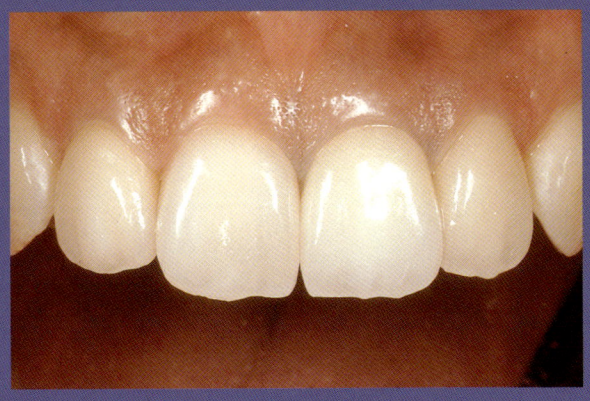

# 2 適切な支台歯形成を行うために求められた さまざまな前処置
### Variety of pretreatments required to prepare abutments properly

　プレパレーションはいうまでもなく歯冠修復物を装着するための支台歯の準備（preparation）であり，それ自体，支台歯形成だけを指し示すものではない．最終目標とするのは歯冠修復物と歯周組織との調和であり，そのためには支台歯形成はもちろん，歯周外科やMTMなど，いわゆる歯冠修復処置のための前処置の段階から，最終目標が明確に意識されていなければならない．

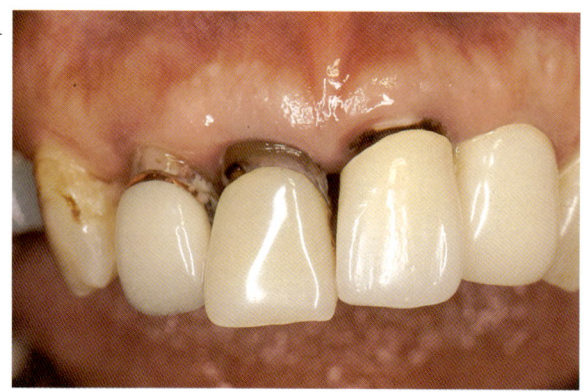

2-A

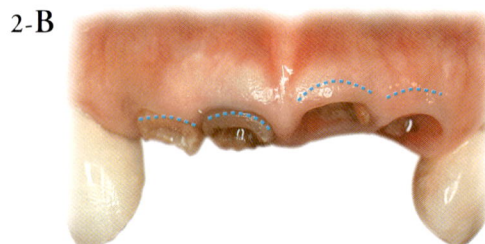
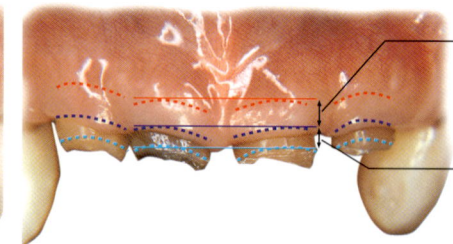

2-B

BIOLOGY
biologic width=2.5mm

STRUCTURE
ferrule=1.5mm

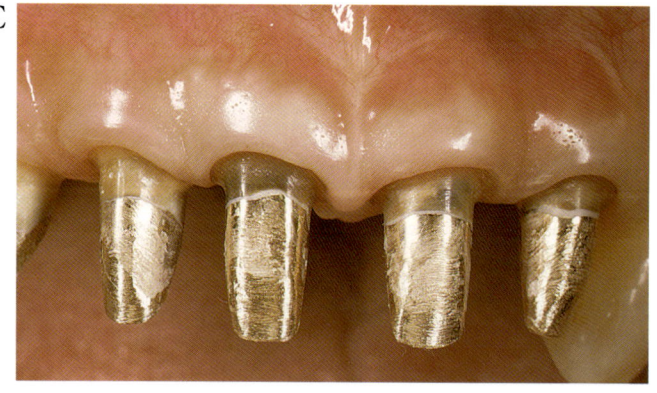

2-C

**2-A** 歯肉縁下カリエス，歯頸ラインの不ぞろい，付着の喪失など多くの問題を抱えており，dentogingival complex の再構築が必要である

**2-B** 外科手技そのものは〈生物学的幅径 2.5 mm ＋フェルール 1.5 mm〉を獲得し，dentogingival complex を再構築するための機械的作業にすぎない

**2-C** ファイナルプレパレーション．「歯根形態・軟組織形態・支台歯形態」3者の整合性が図られることで最終歯冠修復物と歯周組織との調和が導かれる

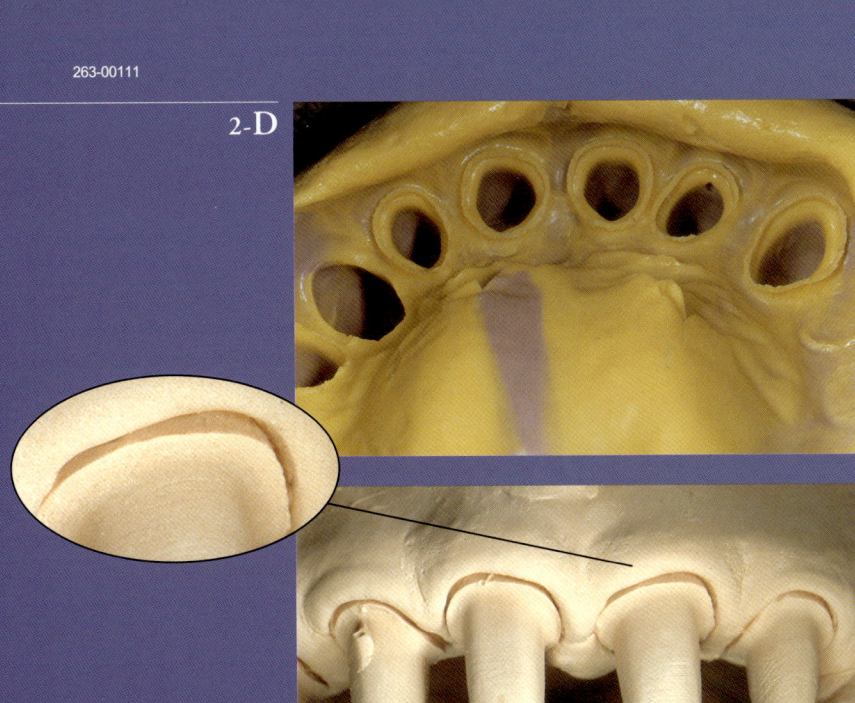

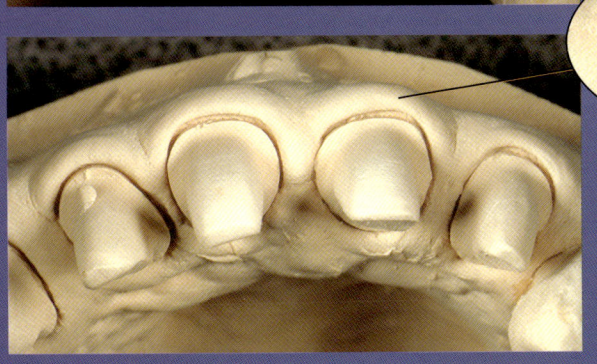

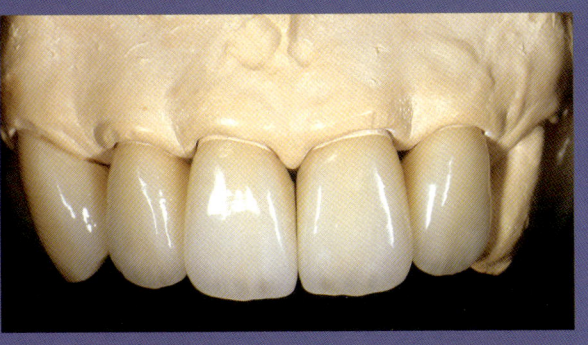

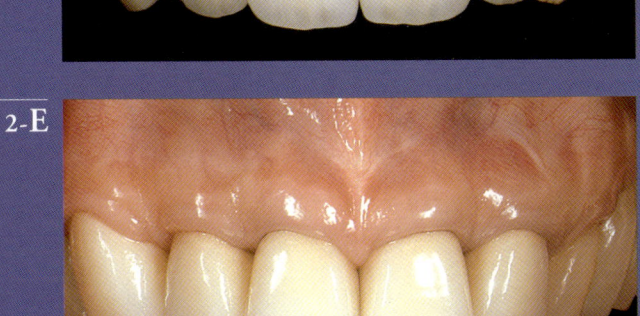

2-D 見栄えのよいきれいな支台歯形成ではなく，力学的，機能的，生物学的な要件を満たし，技工しやすい環境を提供することが術者の使命である

2-E ファイナルレストレーション．補綴物と軟組織との形態的な調和が得られている

# 3 支台歯形成を修正して オールセラミックレストレーションを装着した症例
## All-ceramic restorative case after correcting the abutment tooth preparation

　本症例の患者は歯科医師で，ほかの歯科医師による歯冠修復治療がプロビジョナルレストレーションの段階まで行われていたが，全顎にわたる歯冠修復治療のため咬合の安定をはかることに不安があること，また患者の高度な審美性に対する要求に応えることが難しいことが前医により判断されたため，当院を紹介され来院した．当院来院時にはすでにプロビジョナルレストレーションを装着されていたが，支台歯形成，特にフィニッシュラインが雑な形成となっており，またプロビジョナルレストレーションのマージン形態もそのフィニッシュラインに相応の歯肉に対して為害性を有するものであったこともあり，歯肉には炎症を認めた．この歯肉の炎症は，フィニッシュラインの位置が生物学的幅径を侵襲する位置に設定されていたことも原因と考えられた．

　本症例では，歯肉の炎症を改善し，歯冠修復処置を行うことができる環境を整備することが重要と考えられ，そのために，まず徹底的なルートプレーニングを行いながら，その一方で，フィニッシュラインの位置を根尖側に下げないようにしながら明瞭にし，また，プロビジョナルレストレーションの再製作を行うこととした．咬合に関しては咬合器上で診断用ワックスアップを行い確認したうえで，プロビジョナルレストレーションにて再評価を行った．

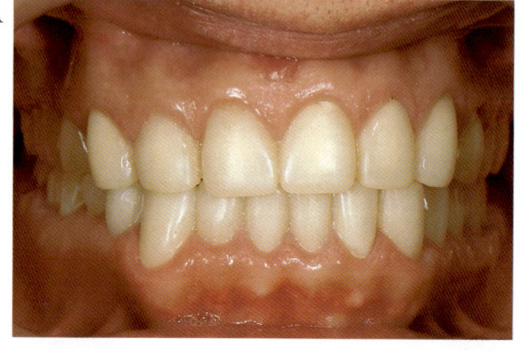

3-A

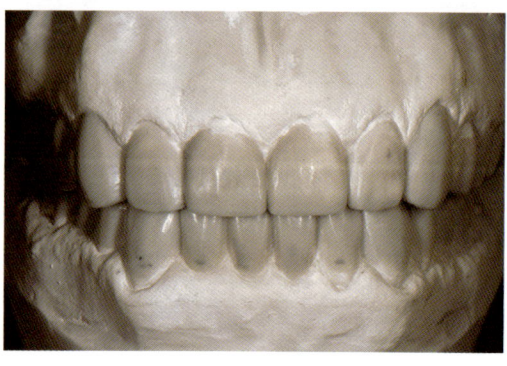

3-B

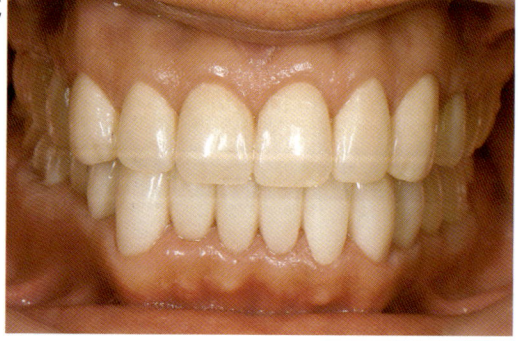

3-C

**3-A** すでに支台歯は概形成され，プロビジョナルレストレーションが装着された状態で来院した．歯肉には炎症が認められる

**3-B** 咬合器上で診断用ワックスアップを行った

**3-C** フィニッシュラインの改善など支台歯形成を修正したのち，診断用ワックスアップを複製したプロビジョナルレストレーションを製作して装着する

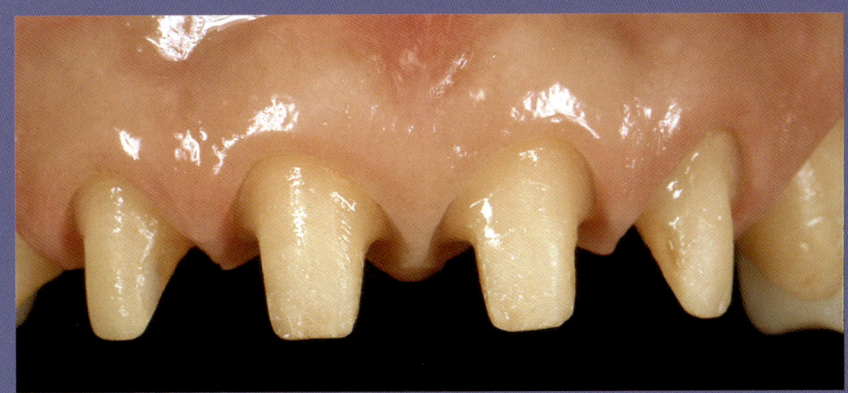

3-D

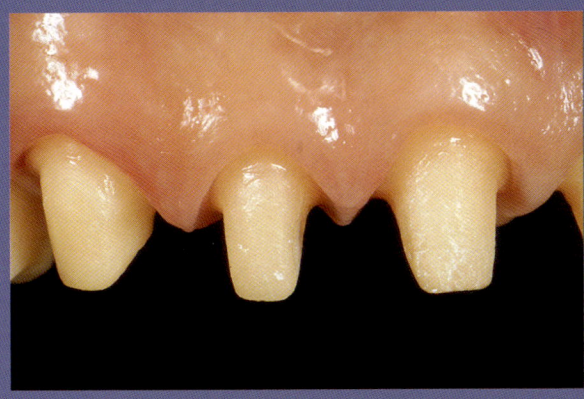
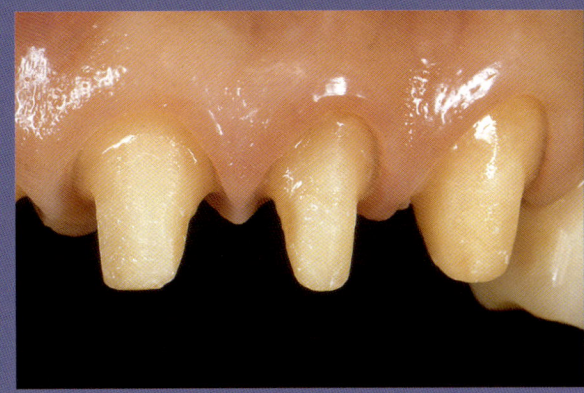

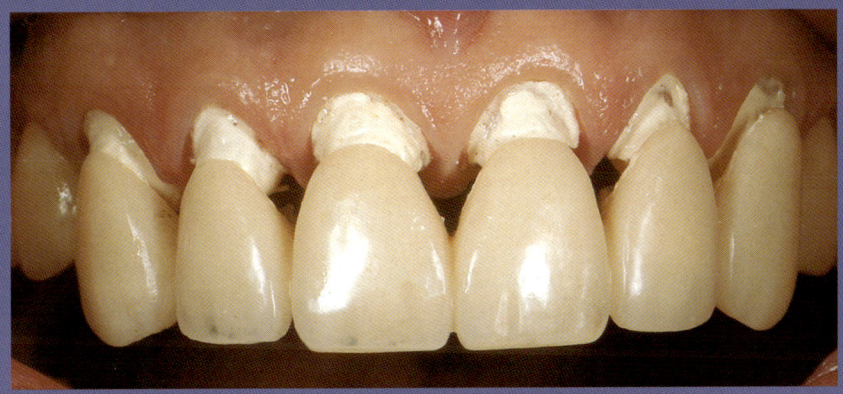

3-E

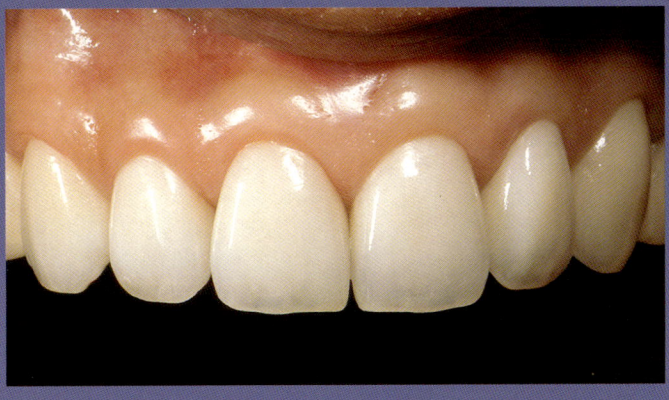

3-F

3-D マイクロスコープを用いた支台歯形成の終了した上顎前歯部

3-E 最終段階でプロビジョナルレストレーションを取り外した状態．支台歯とプロビジョナルレストレーションにより生理学的かつ審美的に望ましい歯肉形態が近遠心的に形成されている

3-F オールセラミッククラウン（プロセラ）が装着された上顎前歯部

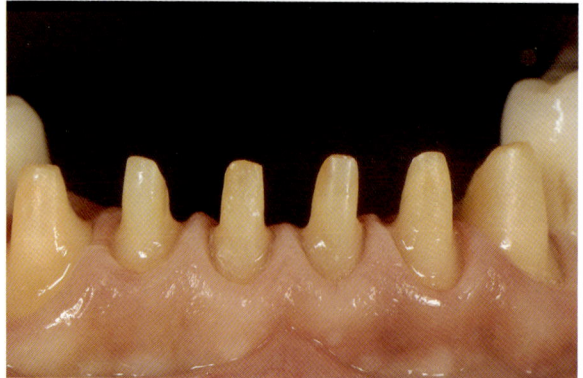

3-G 同様に，支台歯形成が終了した下顎前歯部．支台歯とプロビジョナルレストレーションにより生理学的かつ審美的に望ましい歯肉形態が近遠心的に形成されている

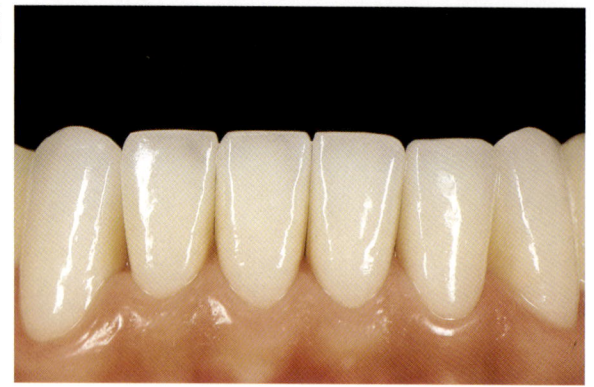

3-H オールセラミッククラウン（エンプレスⅡ）とブリッジ（インセラム）が装着された下顎前歯部

3-I 当院に転院時のX線写真．この写真では，近遠心的な形成面のテーパーが強く（通常は6°），歯頸部に近い第1面に平行性が獲得されていない．このため，歯質の削除量が歯冠側に向かうに従って大きくなり，歯質削除量も不要に大きくなってしまっている

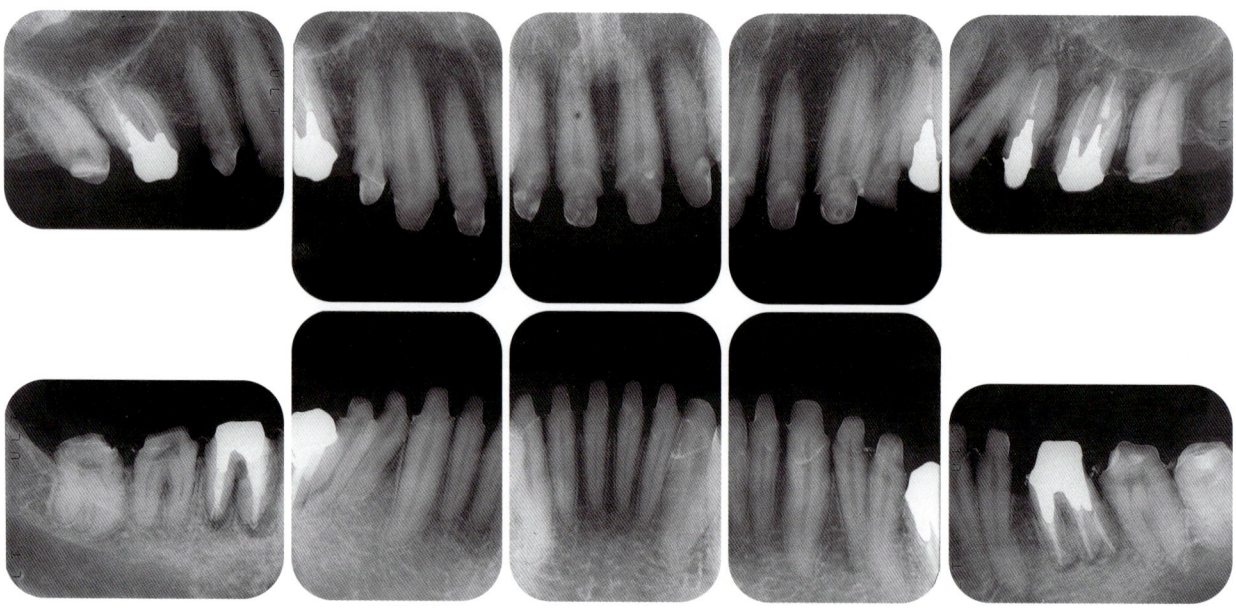

3-J

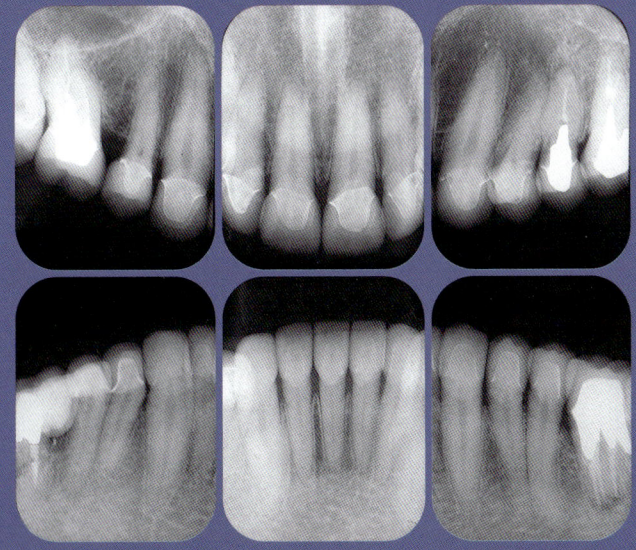

3-K

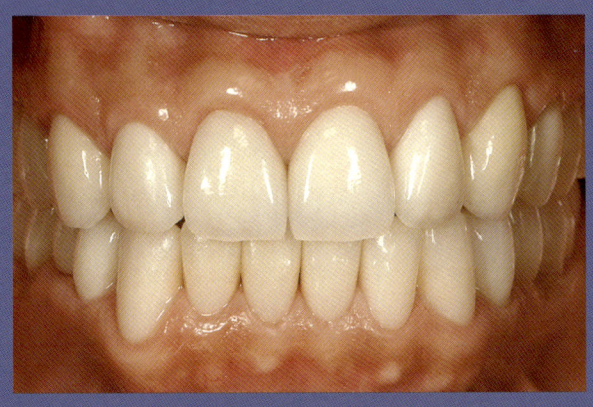

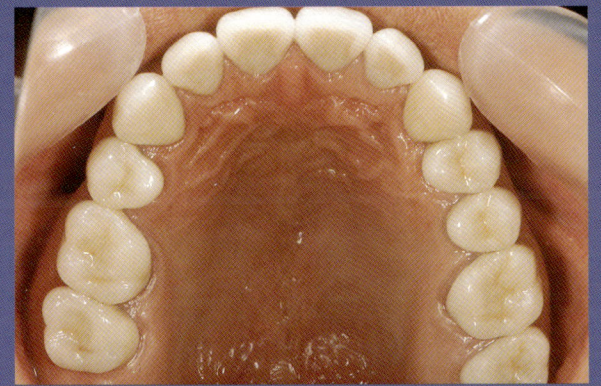

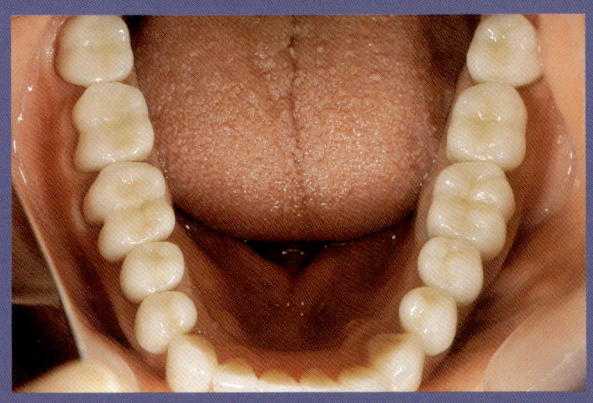

3-J 術後．オールセラミッククラウン・ブリッジが装着された状態のX線写真．下顎の支台歯形成においては，歯髄に損傷を与えないことに留意した

3-K 上下顎にオールセラミッククラウン・ブリッジが装着された状態

クラウンプレパレーション

# 1

## 歯冠修復治療における クラウンプレパレーションの重要性

The importance of crown preparation in crown restorative therapy

歯冠修復治療におけるプレパレーションとは，歯冠修復物を装着するために必要な空間を支台歯に形成・付与することである．この際に考慮すべき要素としては，装着された歯冠修復物が可及的に長期間安定して機能することである．そのためには，次の2点が達成されていることが必須条件となる．

①装着された歯冠修復物が脱離・破損しないこと
②装着された歯冠修復物が生体に為害作用を及ぼさないこと

これまで，材料学的な観点から多くの研究がなされ，臨床的には歯冠修復物が破損することはまれなことと認識されるようになってきている．すなわち，材料学的な進歩あるいはデンティンボンディングの登場は，歯冠修復物の破損という問題を，臨床からほぼ一掃したといってよい．

残された問題は，歯冠修復物が装着されたために歯周組織がダメージを受けたことによる歯肉退縮や炎症であり，ブラックトライアングルの発生などの審美的な問題に悩まされてきた．しかし，この10年ほどの間におけるdentogingival complexに関係する多くの研究により，従来は，歯冠修復物を装着した場合に避けられないこととしてあきらめ，容認されてきた上述の問題に関しても，それを予防する体系的な理論と治療方法が明確になってきた．もちろん，不適合歯冠修復物が装着されていたとしても，適切なプラークコントロールがあれば歯周組織の健康を保つことができるという報告もあるが，この場合も，歯肉の形態的な問題まで解決できるわけではない．また，メインテナンスの容易な歯冠修復物が装着されていることが望ましいことは，いうまでもないことであろう．

さて，歯冠修復物の歯周組織に対する為害性は，多くの場合，不良な形態および不適合に起因するが，不適合な歯冠修復物を製作してしまう根本的な原因はプレパレーションにある．すなわち，審美性が要求される前歯部あるいは小臼歯部においては，プレパレーションのフィニッシュラインを歯肉縁下に設定せざるをえないことが多い．歯肉縁下にフィニッシュラインを設定する以上，dentogingival complexの概念に基づいたプレパレーションが必須である．

本書の冒頭に際して，まず，具体的に，どのような問題が歯冠修復物と歯周組織との間に生じているのか，プレパレーションの観点から整理してみる．

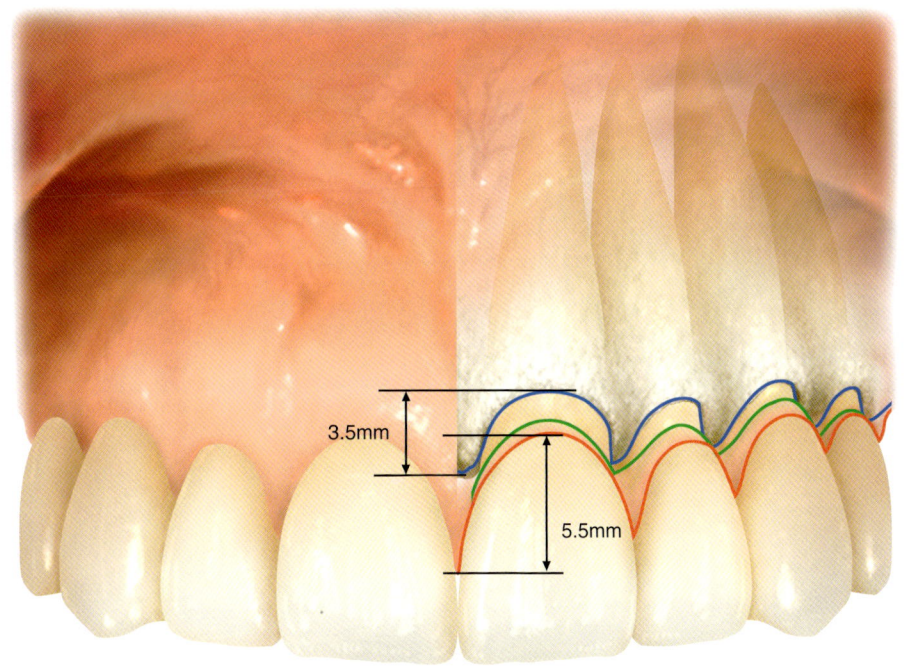

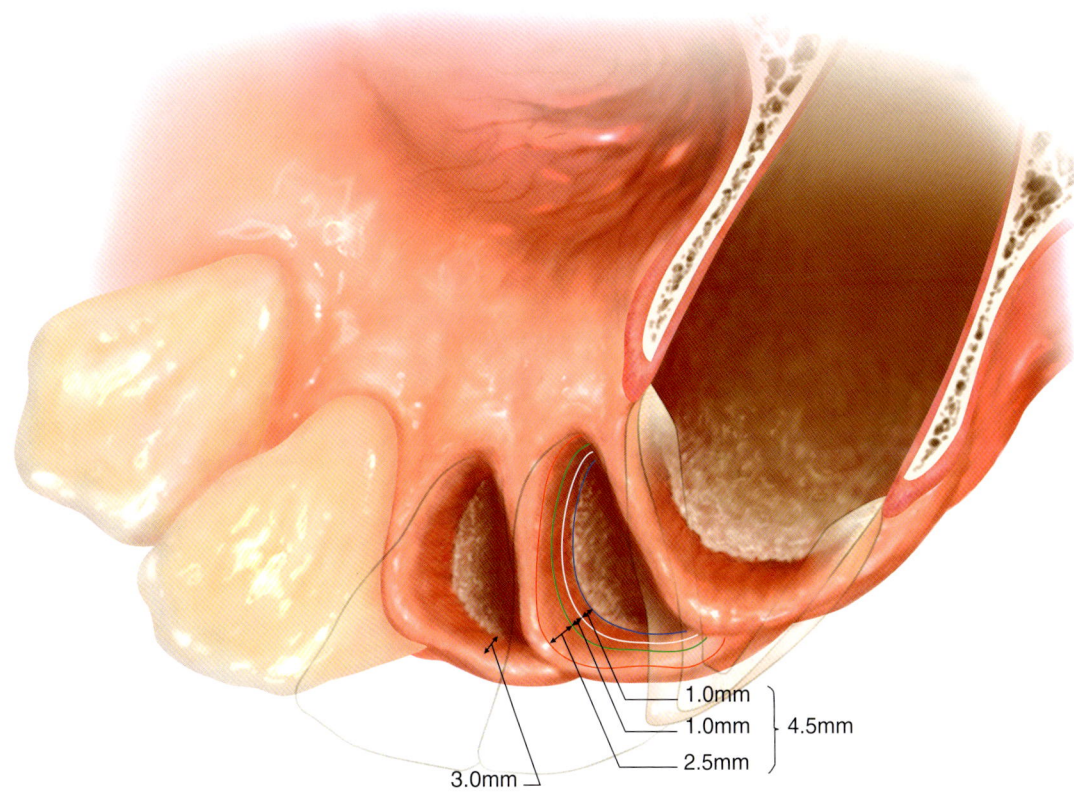

dentogingival complex は 1994 年に Kois JC が上顎前歯部の歯-歯肉-歯槽骨の垂直的関係を数値的指標として提唱したものである．上顎中切歯唇側の歯肉縁と歯槽骨辺縁のスキャロップの高低差は，5.5mm と 3.5mm と異なるため，唇側の歯肉辺縁から歯槽骨頂までは 3.0mm（通常生物学的幅径として考えられている），一方，隣接面では歯間乳頭頂から歯槽骨頂までは 4.5mm（上皮付着と結合組織はそれぞれ 1mm で歯肉溝は 2.5mm）と部位特異性がある．これらは，修復治療の難易度，そして術後の歯肉レベルの予知性を診査するうえで重要であり，4mm 以上の歯肉 scalloped，triangular な歯冠形態，切縁寄りのコンタクトポイントの条件下では，特にブラックトライアングルが生じやすいと述べている．本章にこの概念を応用した場合，フィニッシュラインの設定限界とサブジンジバルカントゥアの設定には部位特異性があることを示唆しているといえるであろう

（Kois JC: Altering gingival levels.The restorative connection.part 1: Biological variables. J Esthet Dent, 6: 3-9, 1994）

# 1 歯冠修復物を装着したために生じる歯周組織の問題
## Periodontal tissue problems raised by seating of crown restoration

フィニッシュラインを歯肉縁下に設定する際には，フィニッシュラインに関するプレパレーションの要件（26 ページ）を満たしておく必要がある．その要件が満たされない場合には，下図に示すような問題が生じる．その典型的な例を❶〜❻に示す．

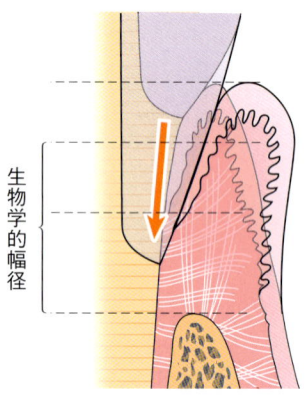

❶ 生物学的幅径の侵襲

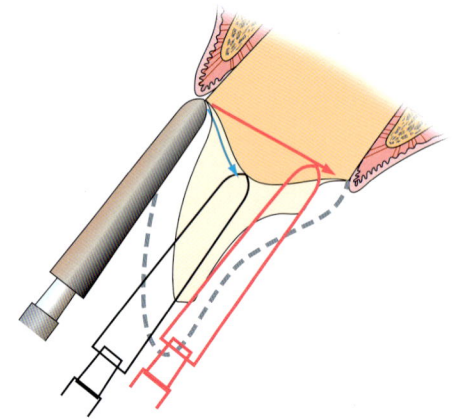

❷❸ スキャロップ形態の無視による隣接面の骨－歯肉関係の破壊

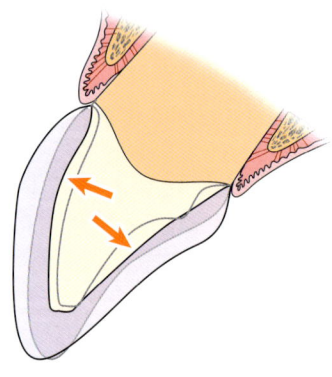

❹❺ 形成量の不足によるオーバーカントゥア

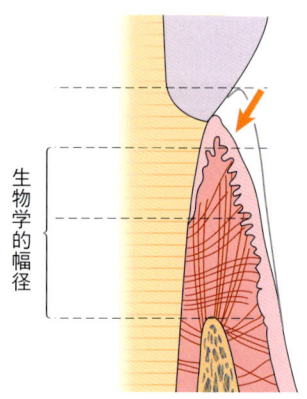

❻ 薄い歯肉（thin-scalloped）に対する圧排や不適切なサブジンジバルカントゥアによる刺激

## 1 生物学的幅径を侵襲したことによる歯肉の発赤

1-1 はフィニッシュラインと歯槽骨辺縁までの距離が 2mm に満たず，装着されたセラモメタルクラウンにより生物学的幅径が侵襲され，歯肉に不可逆的な炎症が認められる．この場合，患者のプラークコントロールが良好に行われたとしても，生物学的幅径が正常な範囲に改善されないかぎり歯肉の健康は回復しない．

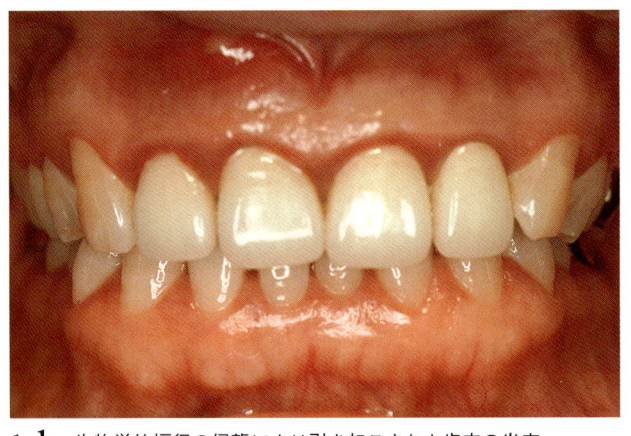
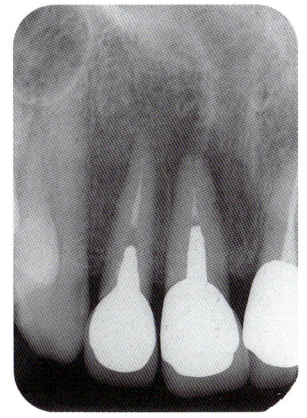
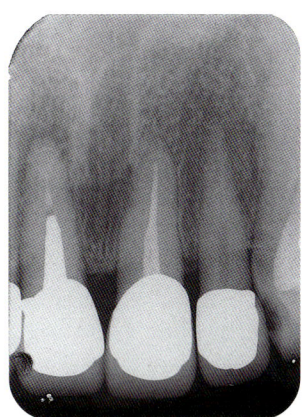

1-1　生物学的幅径の侵襲により引き起こされた歯肉の炎症

## 2 歯槽骨とフィニッシュラインの形態的不調和による歯肉退縮

1-2 は唇側歯肉，歯槽骨のスキャロップ形態に対して，フィニッシュラインの形態を平坦としたために歯肉退縮を生じたものと推測される．装着後 13 年を経過して歯肉退縮が改善した歯肉縁の形態は，反対側同名歯と相似形を示している．これはフィニッシュラインの形態ではなく，歯槽骨のスキャロップを反映しているものと考えられる．

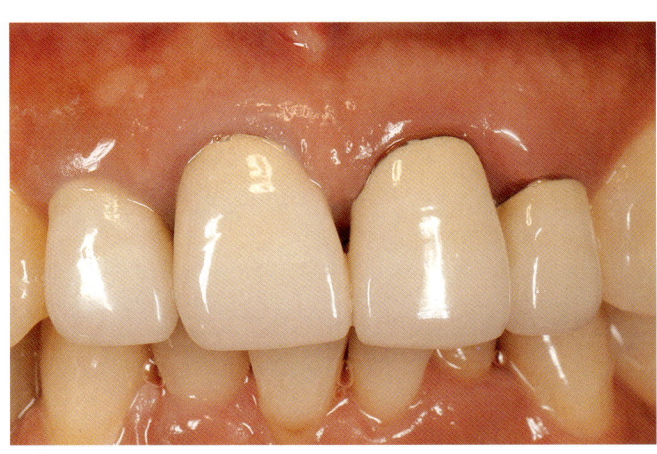
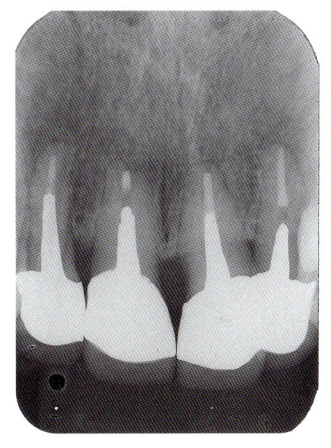

1-2　フィニッシュラインの形態的不調和による歯肉退縮

### 3 歯槽骨形態のアンバランスに対する配慮

1-3 は歯槽骨辺縁と歯肉縁の距離が隣接面と唇舌面とでは大きく異なり、隣接面では大きい。この違いから生ずる歯肉溝の深さ、歯槽骨辺縁の形態、また、歯間水平距離などを考慮せずにフィニッシュラインを設定してしまったために乳頭部歯肉が退縮し、歯間空隙が発生したと考えられる。

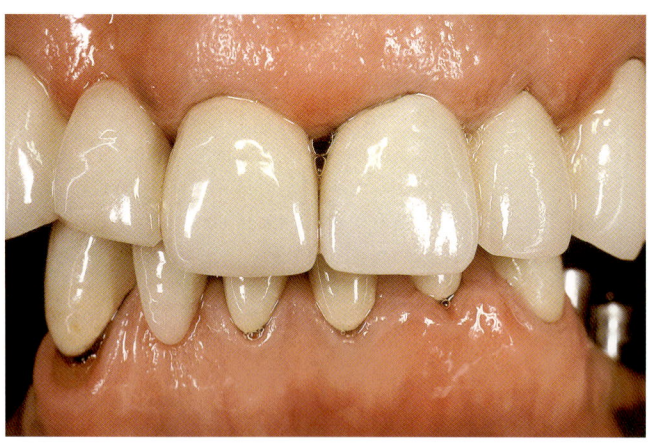
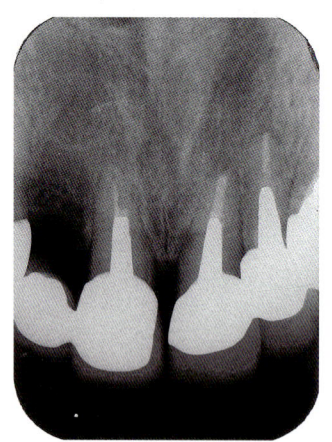

**1-3** 歯槽骨の形態アンバランスにより生じた歯間空隙

### 4 支台歯唇側形成量の不足と修復物マージンの不適合

1-4 は支台歯唇側の形成不足によるオーバーカントゥアか歯冠修復物マージンの不適合によるためか、歯肉に発赤・腫脹が認められる。

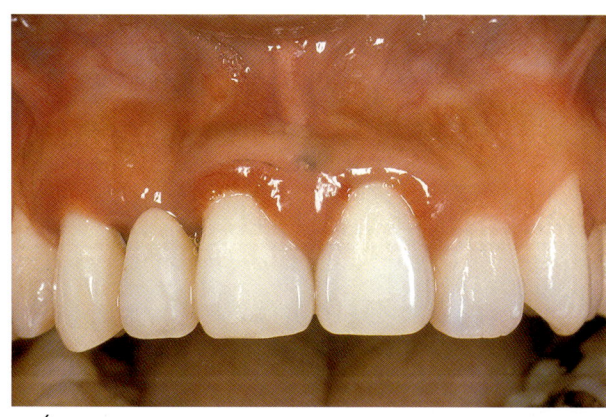
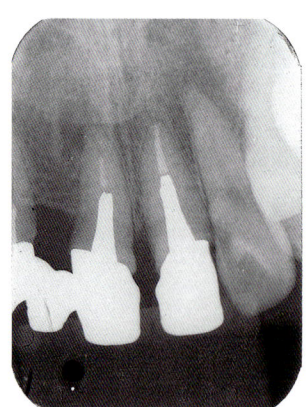

**1-4** 支台歯唇側形成量不足と修復物マージンの不適合による歯肉の発赤・腫脹

### 5 支台歯形成量不足と修復物オーバーカントゥア

1-5はブリッジ支台歯6|4のフィニッシュライン付近の形成量が不足し，ブリッジ支台の歯冠修復物がオーバーカントゥアとなったため歯肉の退縮が認められたと推測される．

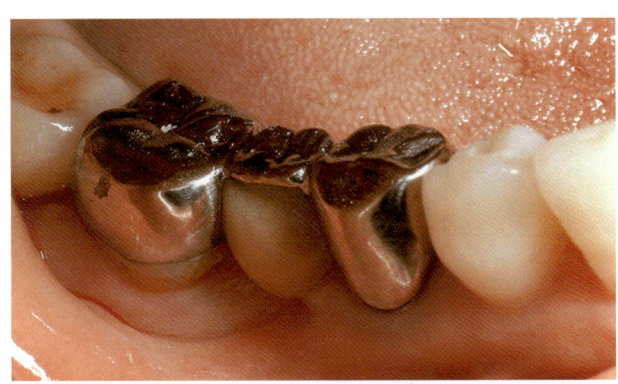
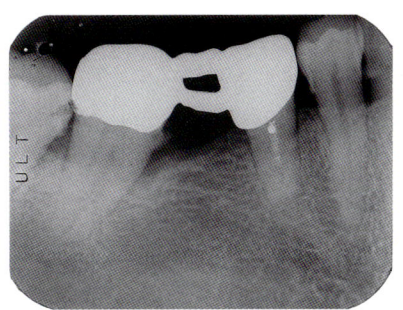
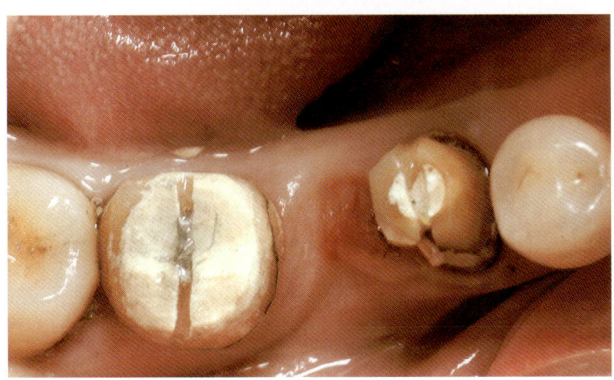

1-5 支台歯形成量不足と修復物オーバーカントゥアによる歯肉の発赤

### 6 歯肉が薄いことによる歯肉退縮

1-6はthin-scallopedタイプの歯肉であるため，歯肉縁下にフィニッシュラインを設定することが，もともと困難であったと推測される．そのため，歯肉溝内のサブジンジバルカントゥア，あるいはエマージェンスプロファイルがわずかでも生体の許容範囲を逸脱すると歯肉退縮を生じてしまう．また，唇側では必要とされる形成の量が不足してしまうとともに歯肉圧排の侵襲が大きくなるおそれがあるため，その危険性がいっそう高まってしまう．そしてその証左として，歯冠修復物を装着されていない天然歯の歯肉縁は退縮が認められない．

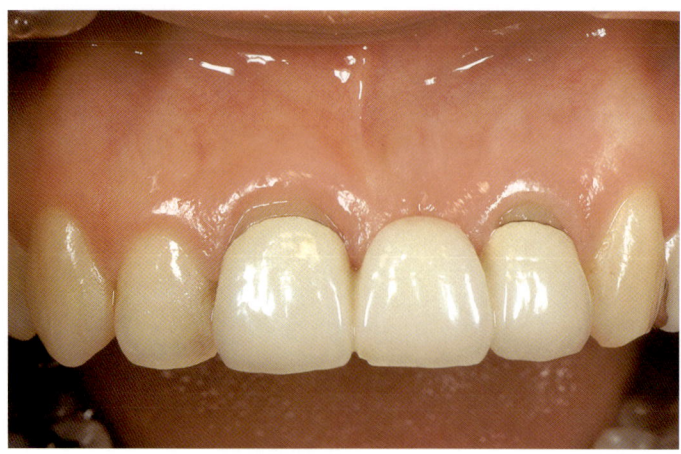 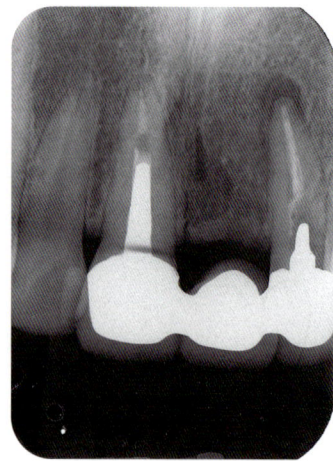

1-6　thin-scalloped タイプの歯肉の退縮

クラウンプレパレーション

# 2

# 基本的な支台形態とプレパレーション

Basic abutment forms and preparation

# 1 支台歯形態とプレパレーションの基本
Abutment tooth form and basis of preparation

## 1 支台歯形態に求められるもの

支台歯形成は修復治療における最も基本的な処置であるが，着脱可能なクラウンを適合させることだけを考えた場合，そこに求められる要件は，①補綴形態と相似形で，②アンダーカットがなく，③マージンの連続性が保たれていることである(1-1)．

| 支台歯形成の基本的要件 |
|---|
| 1. 補綴形態と相似形 |
| 2. アンダーカットがない |
| 3. マージンの連続性 |

たしかにこの三つの要件さえ満たしていれば，補綴物の製作は可能であり，ある程度，適合精度のよい補綴物の装着が可能となる．しかしながらこれはあくまでも最低条件である．特に審美的ニーズの高まりとともになるべく金属を使わない修復処置が求められている今日，破折を防止するために削除量を大きくするようなことがあってはならないし，高強度材料・接着システムに過剰な期待を寄せることも避けるべきである．

修復物を支持する支台歯形態はいかに？ 軟組織に配慮した支台歯形成とは何か？ このような考慮がなされていなければならない．つまり修復治療を成功に導くための支台歯形成とは，**構造力学的要件・生物学的**

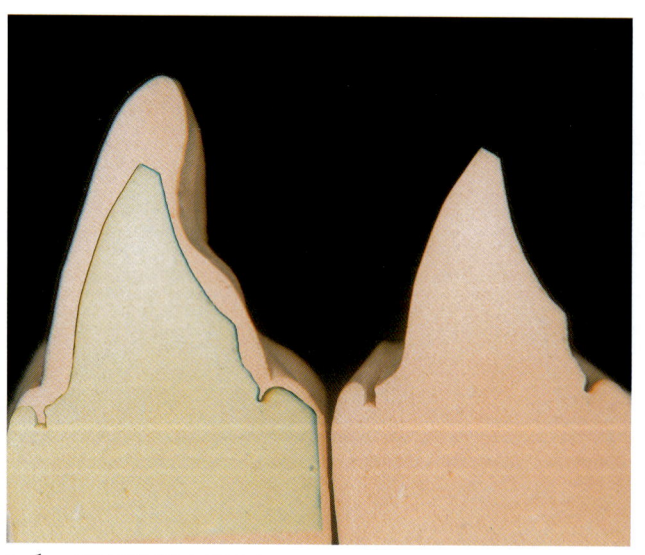 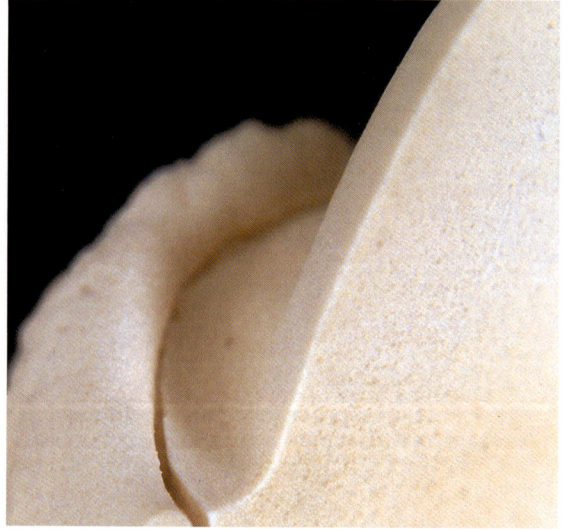

**1-1** 最終補綴形態と相似形でアンダーカットがなく明瞭なフィニッシュラインの連続性，これさえ満たせば適合精度のよいクラウンの着脱は可能となる（左の写真は支台歯の模型〈右〉との合成写真）

**要件・審美的要件**のすべてが具備されていなければならないのである．
　これらの要件が満たされない場合，次のような結果を招くこととなる．

---

**支台歯形成の不備によって招来される失敗**

- 歯周組織の健康阻害（生物学的要件）
- 歯髄の損傷（生物学的要件）
- 二次齲蝕（生物学的要件）
- 修復物の破折（構造力学的要件）
- 修復物の脱離（構造力学的要件）
- 色調再現が困難（審美的要件）
- ブラックマージン，ブラックトライアングルの発生（審美的要件）

---

　このような失敗を回避するには支台歯形成に求められる基本的な原則を忠実に守る必要があり，修復物の材料特性および接着システム，そして歯周組織の反応に対する正確な知識と理解，さらには洗練された技術の修徳が不可欠である．
　換言すれば，正しい支台歯形成を行うためには，現代の修復治療そのものを完全に掌握していなければならない．

---

**支台歯形成に求められる基本原則**

1. 明瞭なフィニッシュライン
2. 適切な削除量
3. 維持形態の付与
4. フィニッシュラインの正しい位置設定

---

## 2　支台歯形成の構造力学的原則

　支台歯の構造力学的な原則としては，抵抗形態と維持形態が考慮されていなければならない．特に，length（長さ），diameter（径），taper（対向角度）の三つの要素が関連する．

---

**構造力学上の考慮事項**

1　length（長さ）
2　diameter（径）
3　taper（対向角度）

---

　支台歯の長さ，つまり高径が小さければ当然維持力は低下する．前歯部フルクラウンの維持に必要な支台歯長は最低3.5mmであり，隣接面部でこれ以上の長さを確保しなければならない(1-2)．
　また，通常高径が大きくなれば転覆力に対する離脱抵抗は減少するため，維持力の低下が起こる(1-2)．そのため大臼歯部においてはしばしば臨床歯冠長延長術，あるいは補助的機構（グルーブなど）が必要となる(1-3)．
　支台歯のテーパーとクラウンの維持力の関係を(1-4)に示す．このデータからもわかるように6°を境としてクラウンの維持力は劇的に低下する．

基本的な支台形態とプレパレーション

離脱抵抗は小さい

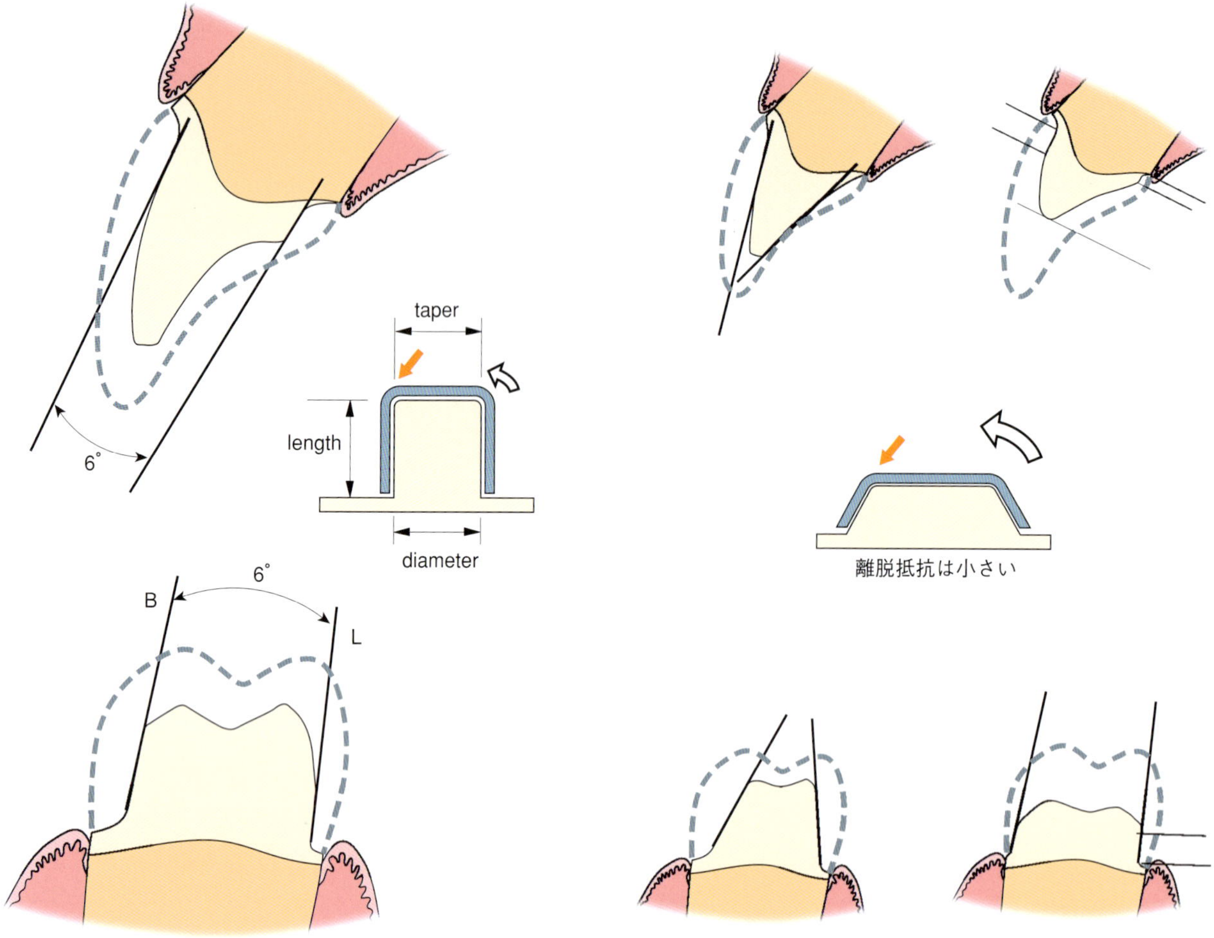

**1-2** 支台歯に求められる length（長さ），diameter（径），taper（対向角度）の要件

（山崎長郎：審美修復治療．p60，クインテッセンス出版，1999 より作図）

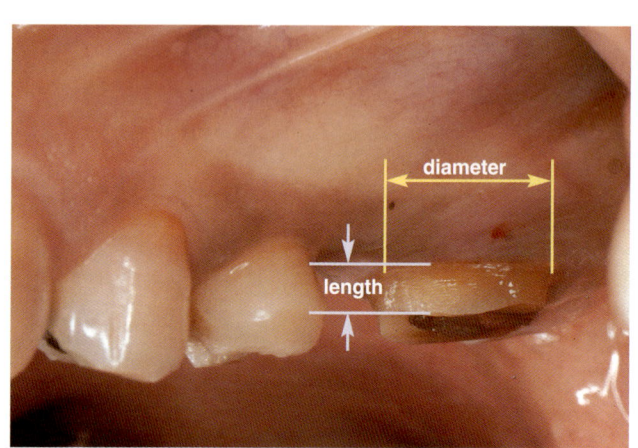

**a** 支台歯の構造力学的原則に不備がある

**1-3** length（長さ），diameter（径）と維持力の関係

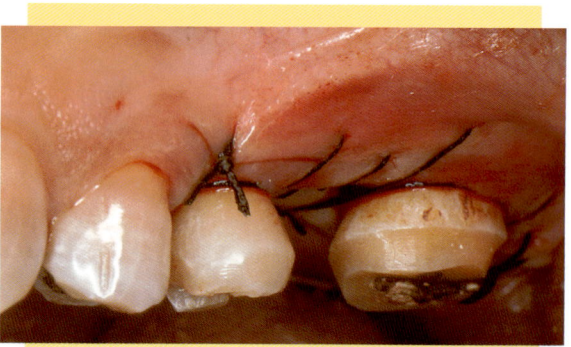
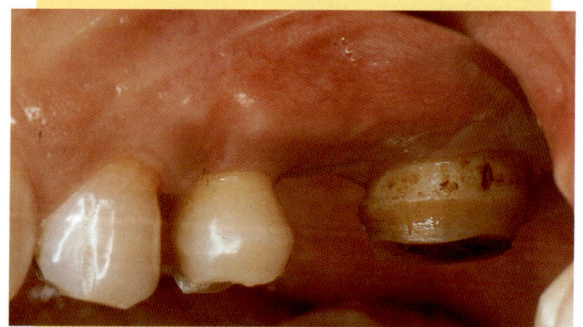

**b** 臨床歯冠長延長術

28

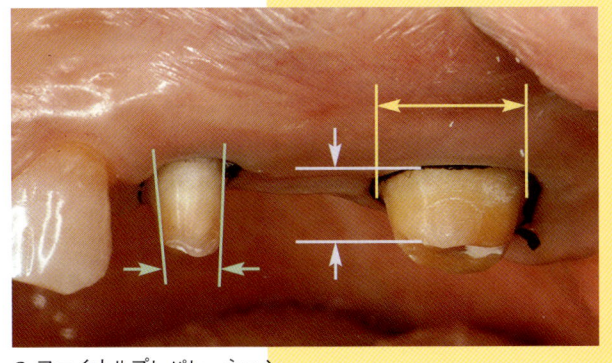
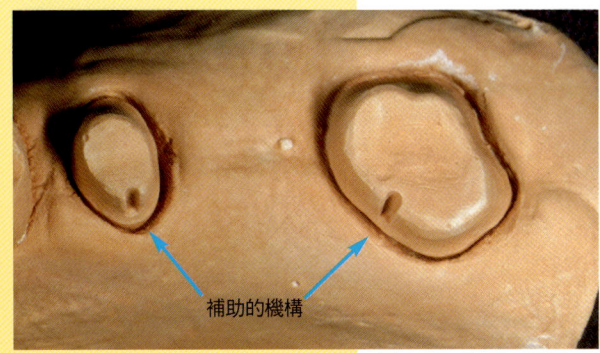

補助的機構

c ファイナルプレパレーション

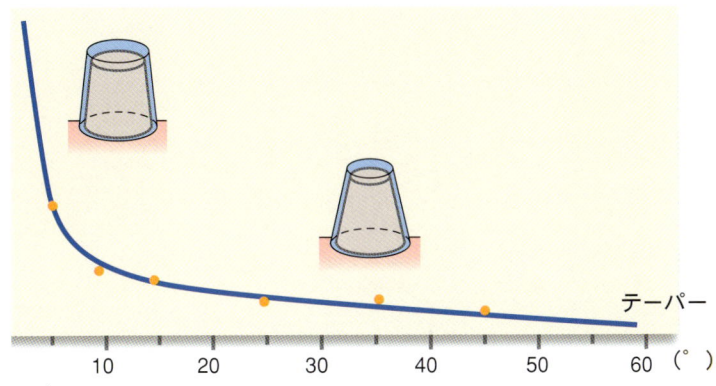

1-4 taper（対向角度）と保持力の関係
（Jorgensen KD: Relationship between retention and convergence angle in cemented veneer crowns. Acta Odont Scand, 13: 35-40, january, 1955）

## 3 メタルセラミックの支台歯形成

　メタルセラミッククラウンは，セラミックの審美性と金属の強度を併せもち，現在最も幅広く応用され，予知性の高い修復方法である．ただしこの修復物にはメタルが用いられるため，支台歯の削除量が不足するとオペークが強調され，不透明性・光の反射性を伴い，天然歯特有の半透明感の再現が困難となって，審美的に大きな障害となる．天然歯のような自然で深みのある色を再現するには，ボディポーセレンの幅が最低1mm以上は必要であり，メタル（0.3mm），オペーク（0.2mm），セメントスペース（0.1mm）と合わせて最低1.6mm以上の削除量を確保するべきである（1-5）．

　また，歯根部からの光の反射効果改善のためセラミックマージンの応用が一般的となっている．これは技工的にはやや難易度が増すものの，メタルフレームによる造陰現象（1-6）が緩和され，光の透過性が格段に向上し，歯頸部や歯肉縁の色が明るく反映される（1-7）．接着による補強効果を得ることにより，インターナルラインアングルよりさらに2mmのカッ

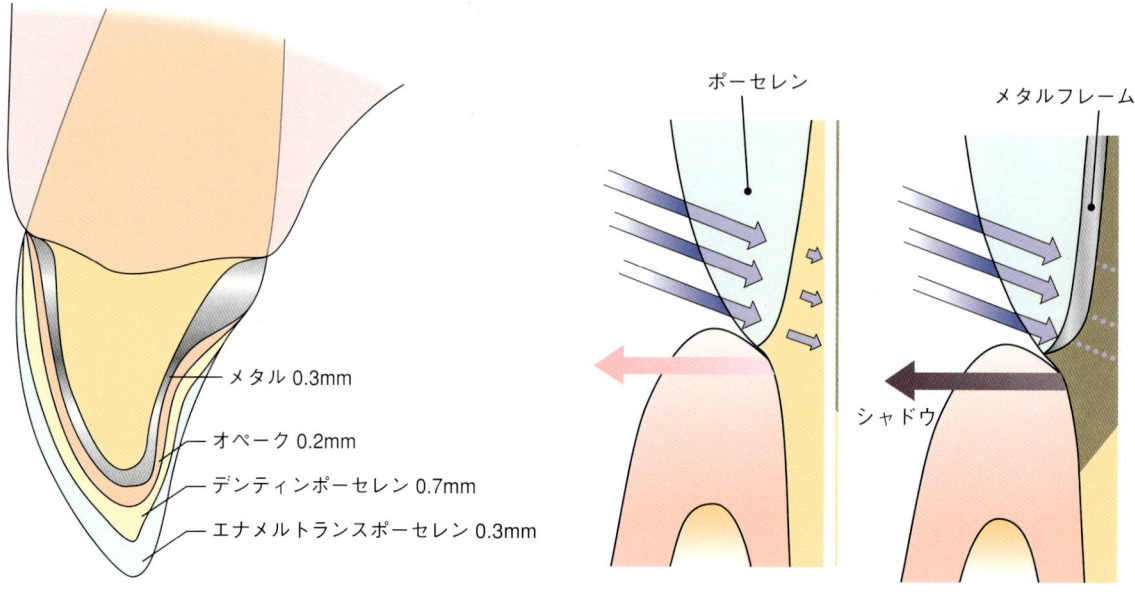

1-5 メタルセラミック修復に必要な削除量
- メタル 0.3mm
- オペーク 0.2mm
- デンティンポーセレン 0.7mm
- エナメルトランスポーセレン 0.3mm

1-6 メタルフレームによる造陰現象
ポーセレン／メタルフレーム／シャドウ

1-7 インターナルラインアングルから2mmのカットバックが可能である．光の透過性が増し，歯頸部や歯肉縁の色が明るく反映される（参考：Chiche GJ, 1994）．Geller モディフィケーションマージンにより，造陰現象が回避される

metal off shoulder　metal to shoulder　光の通過

トバックが可能である．ただし，薄いマージンでは焼成中の変形・収縮が大きく，破折の原因となるので，その幅は最低0.8mm以上必要とされ，またマージン形態は基本的には歯根のプロファイルに対し，90～100°の角度をもつラウンデッドショルダーかスロープドショルダーが望ましい（55ページ参照）．

## 4 オールセラミッククラウンの支台歯形成

オールセラミックスはメタルセラミックの欠点であるコーピングメタルの影響がなく，透過光が遮断されずに適度にクラウンを通過できるため，自然な半透明感や深みのある色の再現が可能である．現在では強度的な課題がほぼ整理されつつあることから，前歯部においては第一選択の歯冠修復方法といえよう．

ひと口にオールセラミックスといっても各種陶材のもつ力学的特性はさまざまであり，接着による補強効果を前提としたものから，まったく従来型の合着でよい場合のものまである．

いずれにせよメタルセラミッククラウンと比べれば，審美的にかなり優れた光学特性を有する材質であるため，支台歯形成における削除量は主に強度的側面からの考察が重要となる．強度を高めることは単に材料の厚みを大きくすることではない．陶材を用いた修復治療においてその強度を左右する重要な因子は，①支台歯による適切な支持と，②適切な厚みの確保，そして③正確な適合である．つまりこれらすべてを満足させるためには，支台歯形成のデザインが非常に重要な意味をもってくる．

### オールセラミッククラウンの強度に影響を与えるファクター

1. 支台歯による適切な支持
2. 適切な厚みの設定
3. 正確な適合

オールセラミッククラウンに必要な削除量を1-8に示す．

原則としては，鋭利な部分をつくらず全体に丸みをもたせ，応力の分散を考慮して厚みを均一にする．それにより支台歯からの抵抗力が最大に得られる（1-9）．

特に上顎前歯部の唇側マージン部においては力学的な配慮が重要となる．同部のクラウンマージンは応力の集中を抑えるためラウンデッドショルダーとし，最低1.0mmの幅を確保するとともに，切縁の削除を2.5mm以内に抑える必要がある（1-10）．

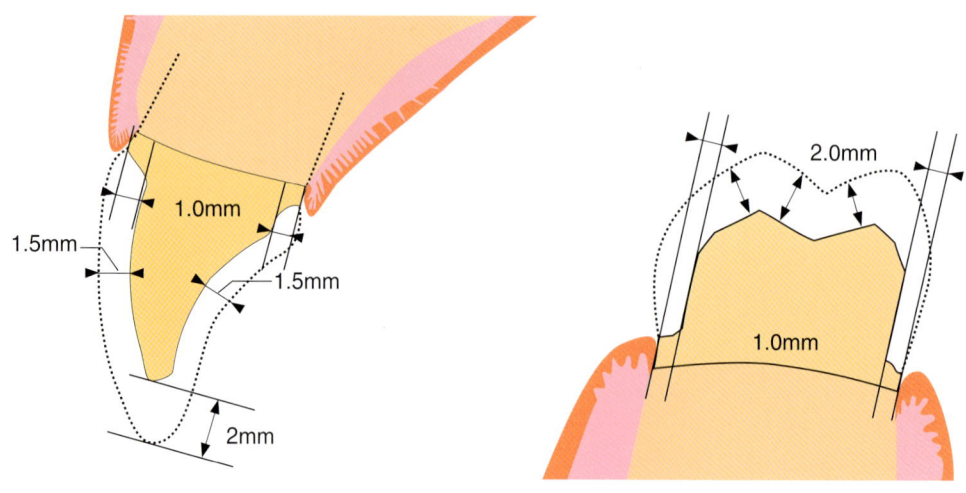

1-8 オールセラミッククラウンに必要な削除量

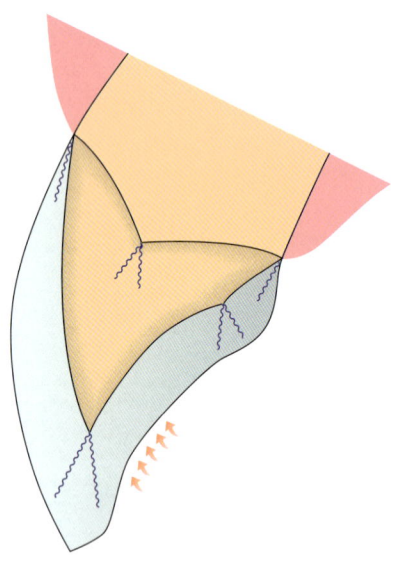 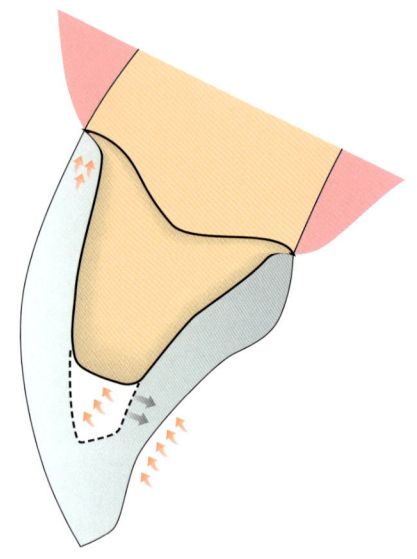

1-9 鋭利なラインアングルは咬合力に対して支点となる可能性を有しており，同部からクラックの発生する危険性が高まる
（Chiche GJ : Esthetics of anterior fixed prosthodontics. p 100, Quintessence, Chicago, 1994）

1-10 切縁を削除しすぎると同部位で抵抗すべき応力がすべて唇側マージンに集中し，破折やマイクロリケージの原因となる
（Chiche GJ : Esthetics of anterior fixed prosthodontics. p 101, Quintessence, Chicago, 1994）

### 5 ラミネートベニアの支台歯形成

1-11 にラミネートベニアに必要とされる一般的な削除量を示す．

ラミネートベニアにおける修復物の維持および抵抗は，従来の歯冠修復におけるセメント合着の概念とは明確に分けて考える必要がある．つまり接着による歯質と修復物との強固な一体化によって内部応力の分散を図る，という接着性ポーセレン修復（BPRs）の原則を正確に理解したうえで支台歯形成を行わなければならない．

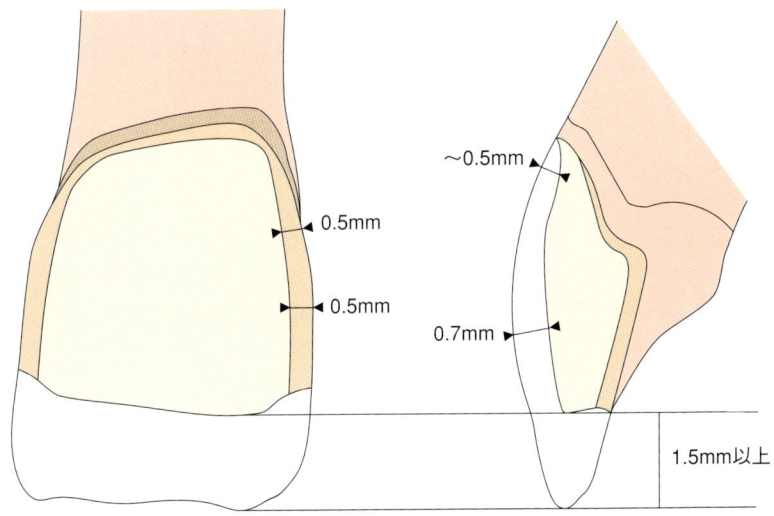

**1-11** ラミネートベニアに必要な削除量
(Magne P, Belser U: Bonded porcelain restorations in the anterior dentition. Quintessence, Chicago, 2002)

| 接着性ポーセレン修復(BPRs)における支台歯形成の原則 |
|---|
| ・可及的に歯質を保存 …………… エナメル質との接着 |
| ・形成限界の適切な位置設定 …… 支台歯の生力学的挙動に対する安全性 |
| ・修復物に均一な厚みを設定 …… 機能的負荷に対する応力の均衡 |
| ・滑らかな面形成 ………………… 微小亀裂発生の回避 |

　つまり可及的に歯質を保存し，生体力学を考慮したマージン設定，修復材料に均一な厚みを与え，鋭利なラインアングルをつくらない，ということが重要である(1-12).

　そのうえで，歯質の変色の程度・変色の範囲・形態改善の必要性・咬合状態・齲蝕の範囲など臨床状況に応じてそのデザインが異なるため，術者には上記の原則を十分に理解したうえでの臨床的応用力が求められる．

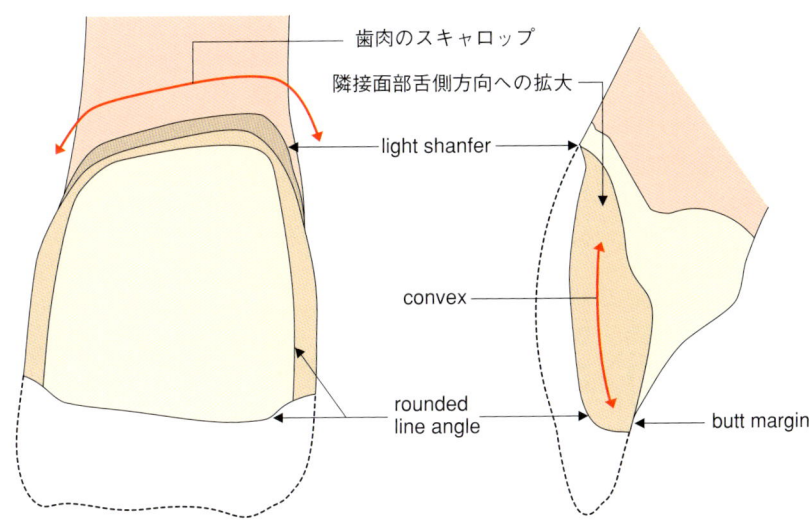

**1-12** 一般的なラミネートベニアの支台歯形態
(Magne P, Belser U: Bonded porcelain restorations in the anterior dentition. Quintessence, Chicago, 2002 より改変)

# 2 削除量の決定方法
## ―パイロットグルーブと room for material
Means to determine the tooth reduction amount
—— Preparation of pilot groove and room for material

　支台歯形成とは支台歯を一律に削除するものではなく，修復材料に必要な厚みをつくる作業である．つまり支台歯の変色度合い・シェードの変更程度を考慮して修復材料を選択し，その材質のもつ光学特性および力学的耐用性に基づいて求められる修復物の必要な厚み（room for material）を確保することが支台歯形成の目的である．それゆえ支台歯形成の最初のステップであるパイロットグルーブ（pilot groove）の設定方法は，色調改善だけを目的とする場合と形態変更を伴う場合とでは異なる．

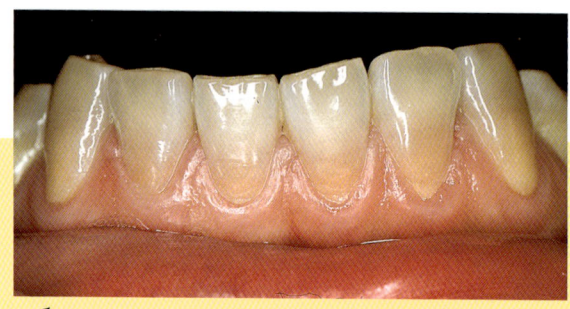

2-1a　術前．色調改善が主要目的であり形態変更を伴わない

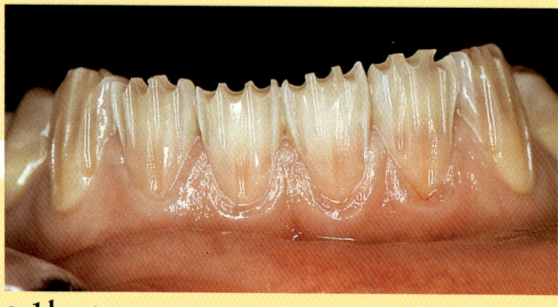

2-1b　歯髄から一定の距離を保つため均一な深さにパイロットグルーブを付与

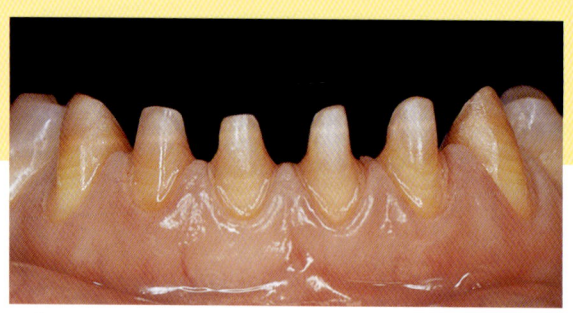

2-1c　形成終了時

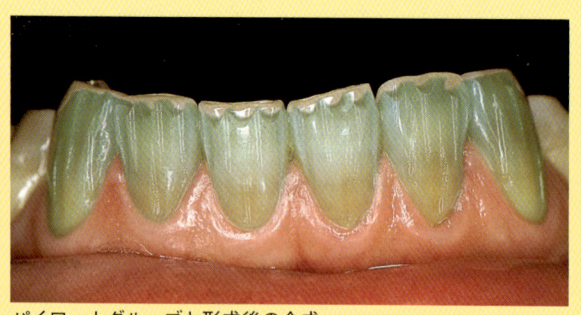

パイロットグルーブと形成後の合成

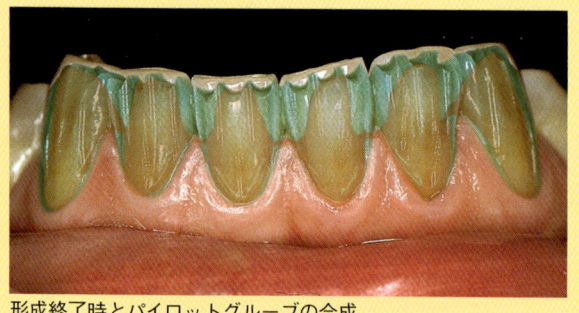

形成終了時とパイロットグルーブの合成

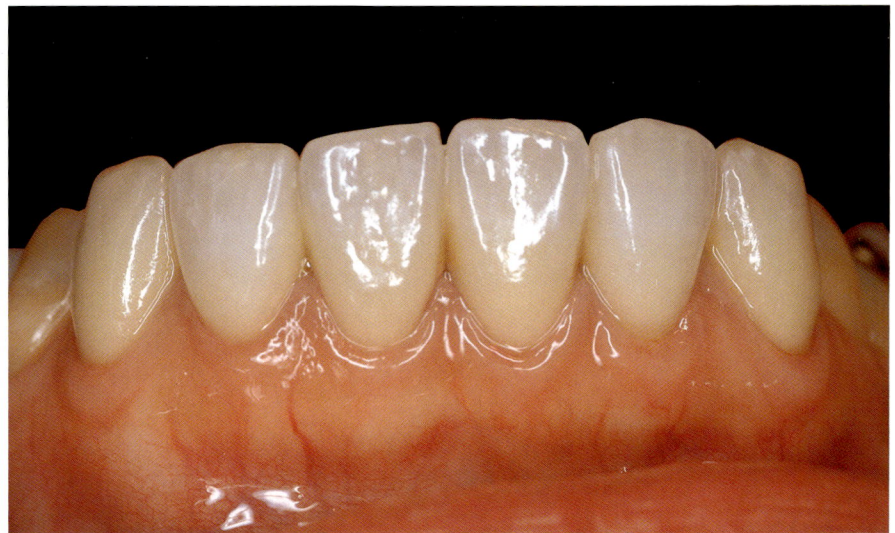

**2-1d** セラモメタルクラウン装着時

| 削除量を決定する要素 |
|:---:|
| ・歯髄の存在<br>・修復材料に必要とされる厚さ<br>・最終補綴形態 |

　正確な削除量を得るためにはパイロットグルーブの付与が不可欠であるが，特に生活歯の場合，歯髄の存在が削除量の限界を決定するひとつの要素となる．歯髄の損傷・露髄を回避し，歯髄から一定の距離を保つためには，術前の支台歯に均一な幅と深さをもったパイロットグルーブの付与が重要なステップとなる(2-1)．

　一方，形態改善を伴う修復治療においては，修復材料に均一な厚みを与えるため最終補綴形態の認識が不可欠となり，同じくパイロットグルーブを付与してから支台歯形成はスタートするが，この際，術前の状態から均一の深さにバーを入れるのではなく，必ず診断用のワックスアップを行い，想定される最終補綴形態から算出されたパイロットグルーブを付与する必要がある(2-2)．

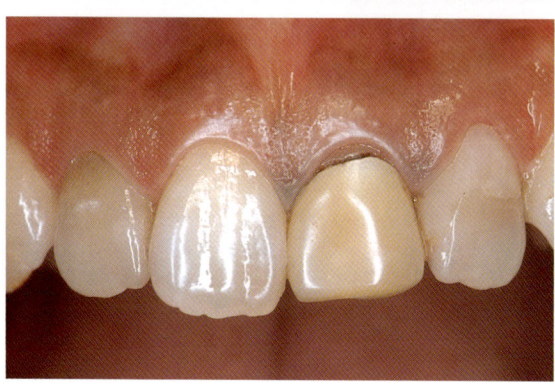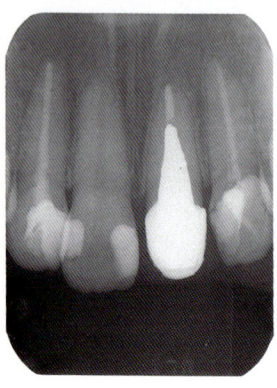

**2-2a** 術前．2⊥2の形態および色調改善が主訴である．2|1 2が失活歯で変色しており，1|の捻転が著しい

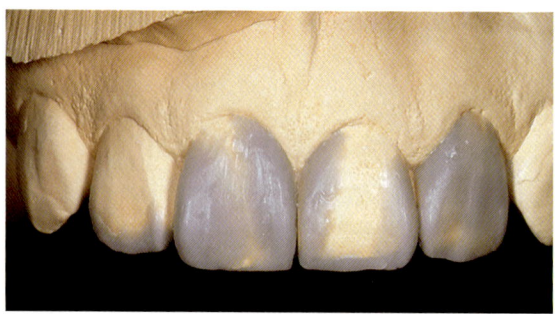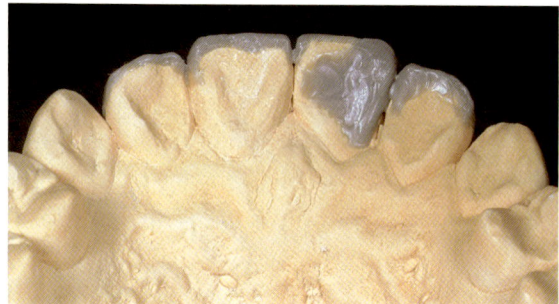

**2-2b** 診断用ワックスアップ．支台歯形成のスタートは術前の状態からではなく最終補綴形態から始まる

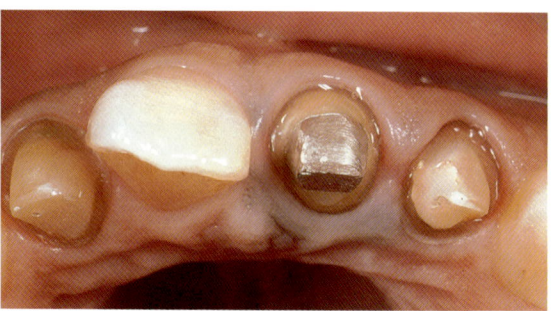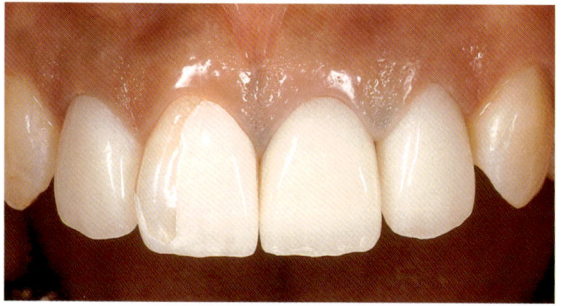

**2-2c** 2|1 2のグロスプレパレーション終了時．1|は捻転しており形態修正だけが治療目標となり，ラミネートベニアを計画

**2-2d** 患者の同意が得られた診断用ワックスアップから作製されたモックアップを試適

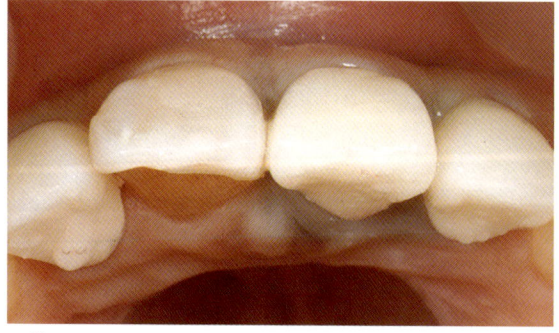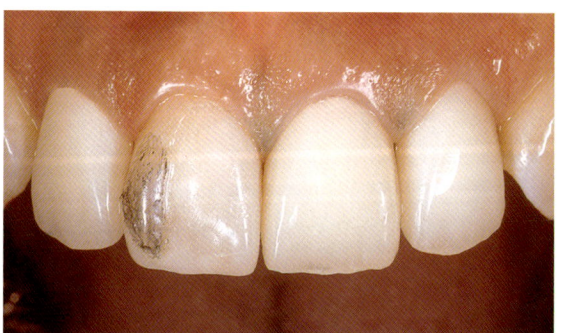

**2-2e** モックアップを装着し，患者による評価を行う

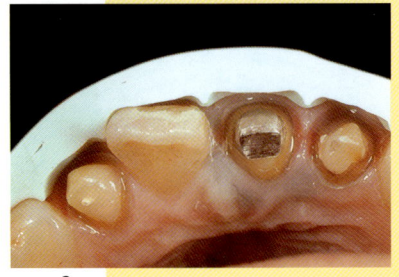

**2-2f** モックアップを通して得られた情報に基づいて削除量を決定する

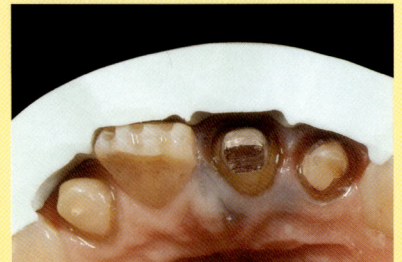

**2-2g** 最終形態から算出された深さにパイロットグルーブを付与．遠心側と近心側では全く削除量が異なる

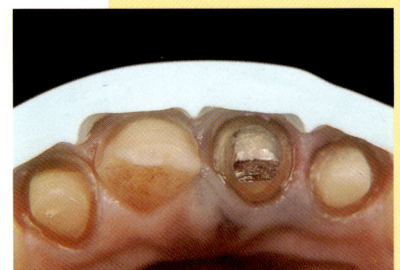

**2-2h** 支台歯形成とは支台歯を一律に何mm削除するかではなく，色調付与に必要なスペースを設定していくことである

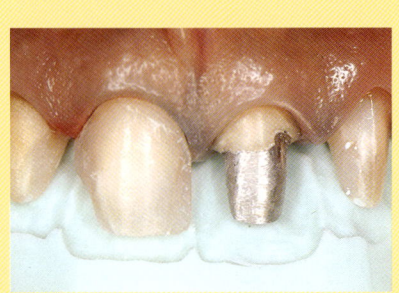

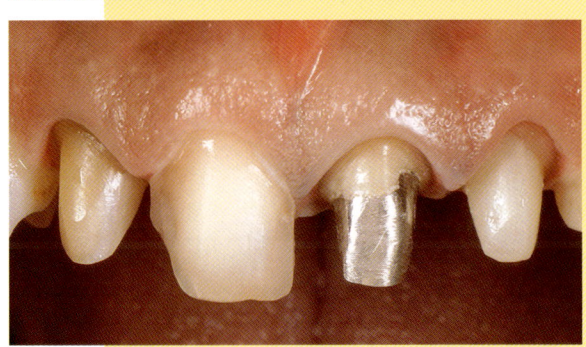

**2-2i** ファイナルプレパレーション
2|1 2 はオールセラミッククラウン，1| はラミネートベニアの形成

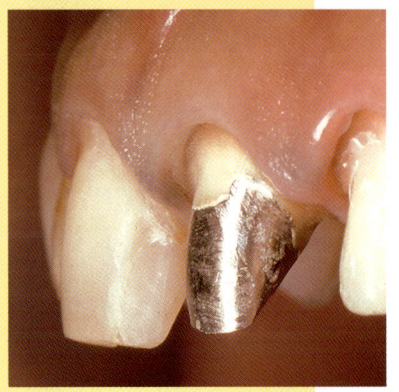

**2-2j** 1|1 の支台歯形成．材料の相違（オールセラミックスとラミネート）によりスペースの量は異なるものの両者の相似形が保たれ，それぞれに均一な厚みが設定されている

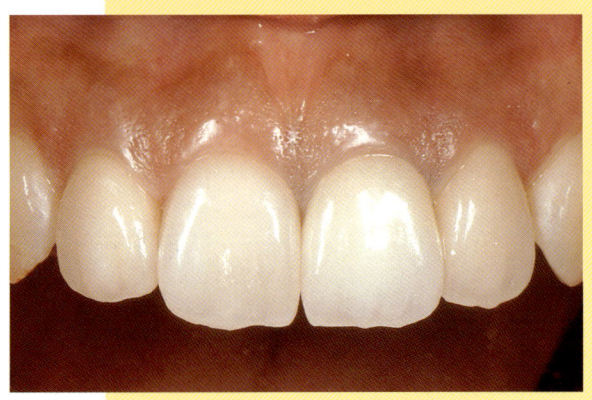

**2-2k** ファイナルレストレーション．すべてジルコニア

# 3 支台歯形成用バーの選択
## Bar selection for abut tooth preparation

　支台歯形成を効率的に行うためにはダイヤモンドバーを適切に選択する必要がある．

　支台歯形態は，診査・診断を経て立案された治療計画の下に決定されるわけであるが，その形態を忠実に再現すること，つまり正確な削除量・適切な軸側角・マージン形態の確実な付与のためには，ダイヤモンドバーの先端径，形状，テーパーを正確に理解し，使いこなすことができなければならない．

　そのうえで時間短縮とステップの簡略化のため，使用するバーをできるかぎり単純化し，目的をもったシステマティックなバーの選択が求められる（3-1, 2）．

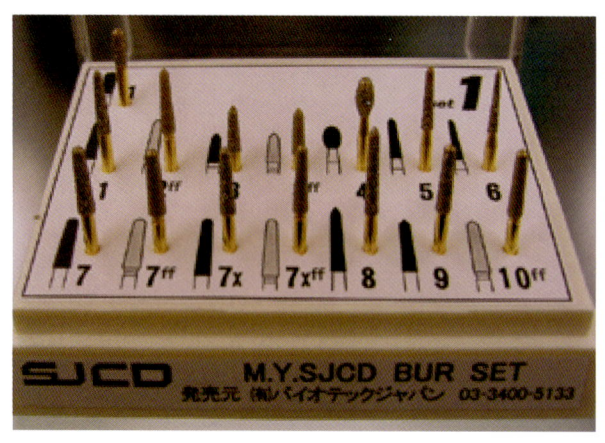

**3-1** 支台歯形成のために体系化されたダイヤモンドバー（SJCD ダイヤモンドバー；バイオテックジャパン社）

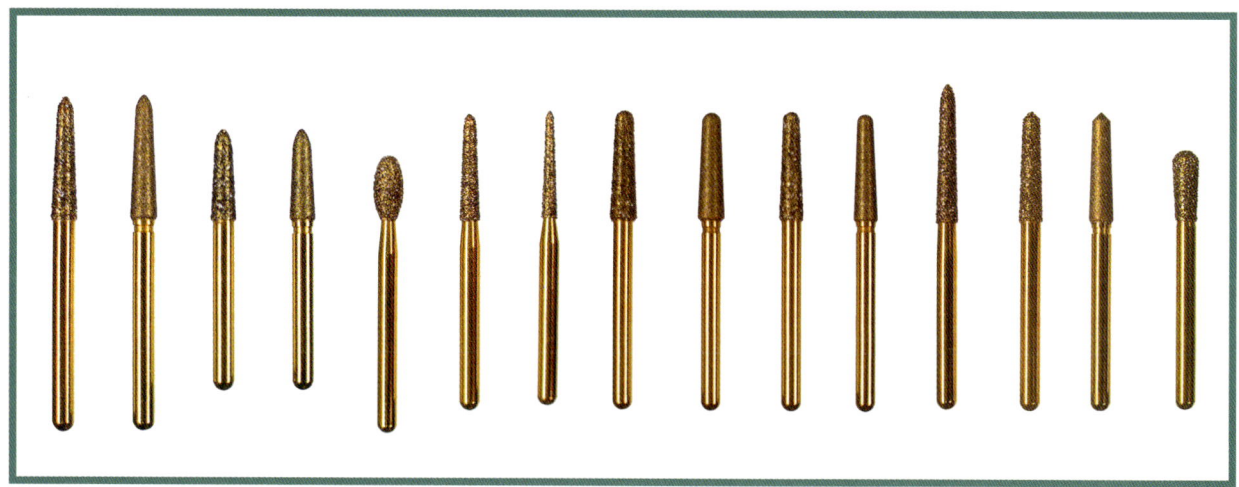

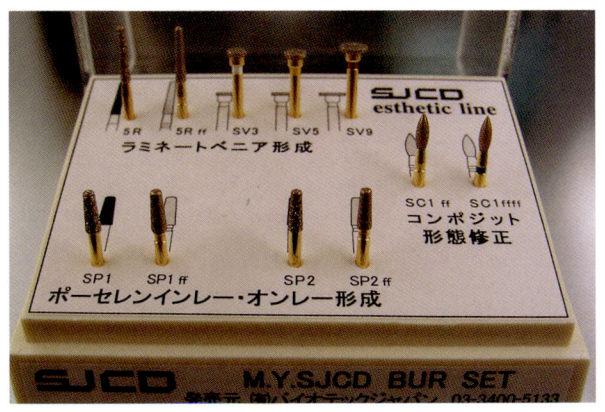
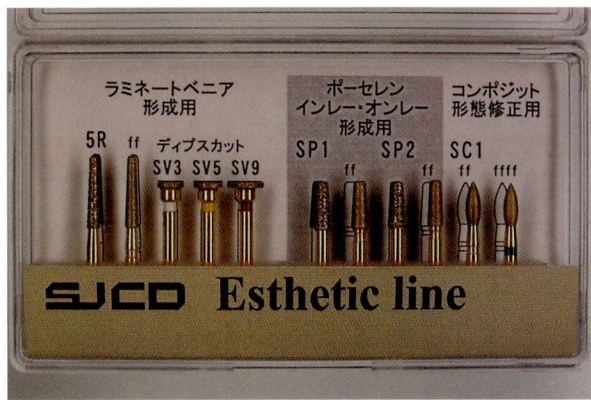

3-2 ラミネートベニア，ポーセレンインレー，コンポジットレジンの形態修正用など，特に審美的な目的処置のためにつくられたバー

| シャンファー形成用バー | | |
|---|---|---|
| #1：シャンファー（Coarse）<br>#2：シャンファー（Fine） | | 先端径1.25mm，強調された太めのシャンファーバー．軸面形成用のオールラウンドのバーでパイロットグルーブ，グロスリダクションおよびアクセンチュエイティッドシャンファー用．#2は同じ形態でフィニッシュライン仕上げ用 |
| #3：ショートシャンクシャンファー（Coarse）<br>#3ff：ショートシャンクシャンファー（Fine） | | 大臼歯遠心面，開口量の少ない症例用．#3ffはフィニッシュライン仕上げ用 |
| #5：ミディアムシャンファー | | 先端径1.1mm，中型のシャンファーバー．メタルクラウンの軸面形成用 |
| #8：ロングシャンクシャンファー | | 歯周補綴症例など歯冠長の増大したケース用のバー |
| ラウンデッドショルダー形成用バー | | |
| #7：ラウンデッドショルダー<br>#7ff：ラウンデッドショルダー（Fine） | | 先端径1.5mm，太めのラウンデッドショルダーバー．オールセラミッククラウン用．#7ffはフィニッシュライン仕上げ用 |
| #7X：ラウンデッドショルダー（Narrow）<br>#7Xff：ラウンデッドショルダー（Narrow-Fine） | | 先端径1.3mm，中型のラウンデッドショルダーバー．オールセラミッククラウン隣接面仕上げ用．#7Xffはフィニッシュライン仕上げ用 |
| スロープドショルダー形成用バー | | |
| #9：スロープドショルダー（Coarse）<br>#10：スロープドショルダー（Fine） | | 先端径1.4mm，135°の傾斜を有するショルダーバー．メタルセラミック用．#10はフィニッシュライン仕上げ用 |
| 隣接面形成用バー | | |
| #6：ミニマムシャンファー | | 先端径0.75mm，細めのシャンファーバーで隣接面のイニシャルリダクション用 |
| 咬合面・舌面形成用バー | | |
| #4：オクルーザルリンガルリダクション | | 蕾状形態で前歯部舌面，臼歯部咬合面用 |
| #11：ポステリアオクルーザルリダクション | | 臼歯部咬合面用 |

# 4 支台歯形成の手順
Procedure of abutment tooth preparation

### ●唇（頬）側面●

第1面：歯の長軸方向に平行な歯頸側寄り1/3の面で，着脱方向とできるかぎり平行にすることで最大の保持形態を得る（頬-舌側第1面の構成角度で約6°が理想）
前歯部においては歯頸部変色の程度と修復材料の光学的特性によってその幅を調節する
歯軸と平行な角度が目安となる（Step 1）

第2面：歯の中央部で第1面と第3面との移行的なトランディショナルエリアを構成し，歯の解剖学的形態に沿うように相似形に形成する（Step 7）

第3面：歯冠側1/3の面で，内側傾斜とすることにより補綴物の抵抗形態が得られ，同時に天然歯特有の半透明感の再現が可能となる
上顎前歯部では下顎の唇面と平行な角度が目安となる（Step 2）

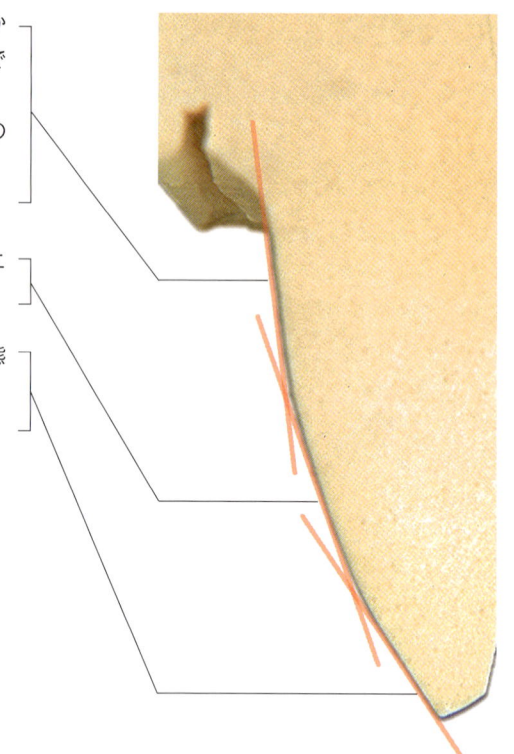

## 1 軸面形成

支台歯形成は軸面形成（頬舌面・隣接面）と咬合面形成とから構成されるが，軸面の頬舌面に関しては3面形成が基本となる．これは「支台歯は補綴形態と相似形とする」という形成の基本的要件，つまり歯髄を保護し修復材料に均一な厚みを設定するという概念からも大切なことである．

| 軸面3面形成の意義 |
|---|
| 第1面：保持形態，審美性（変色歯頸部のマスキング）<br>第2面：第1面から第3面への滑らかな移行<br>第3面：抵抗形態，審美性（半透明感の再現） |

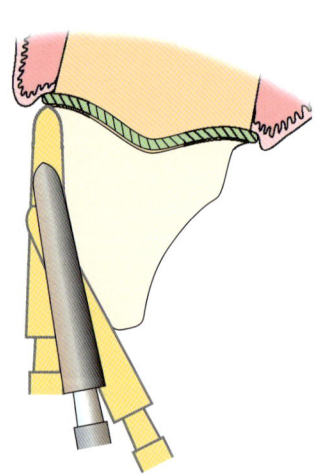

第1面と第3面はそれぞれに明確な目的があり，それが指標となるが，第2面はあまり強調するとテーパーが強くなりすぎるので，解剖学的な形態だけを念頭におき，第1面と第3面とをなだらかにつなぐ接点の役

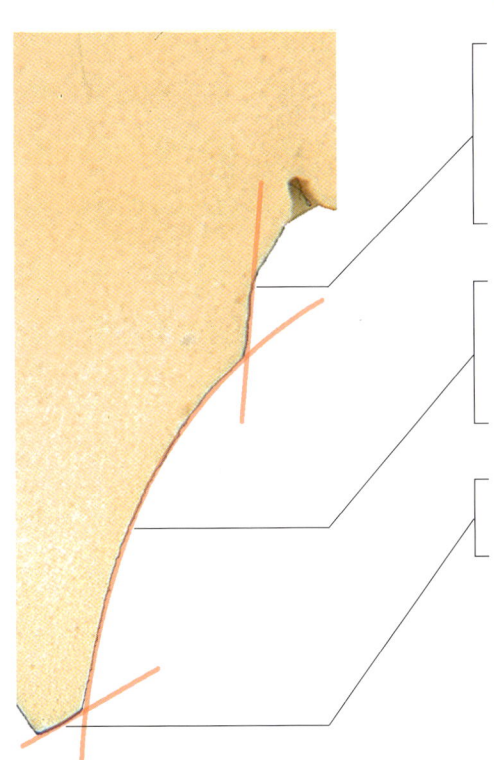

### ●舌側面●

- 第1面：歯頸側寄り1/3で冠の着脱方向，すなわち唇(頬)側第1面に平行とすることで最大の保持形態となる．上顎の場合，特に失活歯においては同部における平行な歯質部分（インターナルラインアングルより上方）のみで咬合力に対するポスト離脱への抵抗（フェルール効果）となる（4-5, 6）．そこで同部位での平行な面が最大に得られるようなマージン形態の選択（**効果的フェルールの獲得**）が重要となる

- 第2面（前歯部）：歯の舌側面窩の形態と相似形に凹型に形成する（機能的舌面形成）．これにより上顎では対合歯との機能時のクリアランスが均一となる（**Step 10**）
- 第2面（臼歯部）：頬側面と同様に解剖学的形態に沿って第1面と第3面とを滑らかに移行させる

- 第3面（前歯部）：切端部にその外形に沿って斜面形成
- 第3面（臼歯部）：頬側面と同様，咬合面寄り1/3に内側傾斜に形成．補綴物機能側では抵抗形態となる

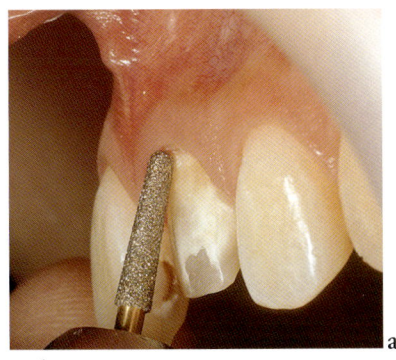a 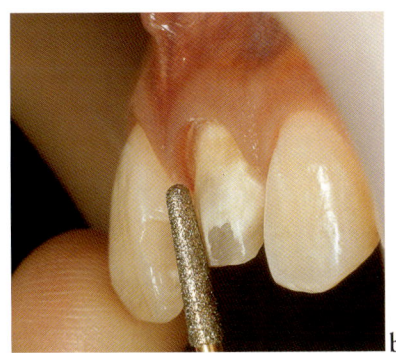b 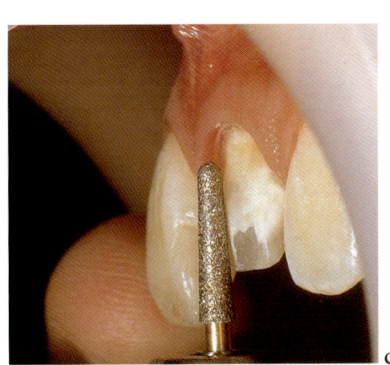c

**4-1** 軸面の形成順序
第1面→第2面→第3面の順でなく第1面と第3面を上記の目的をもって設定したのちに第2面で相似形態をとる

割と考えるべきである．つまり形成順序としても第1面→第2面→第3面の順でなく，第1面と第3面を目的をもって設定したのちに第2面で相似形態をつくる手順がよい（4-1）．

## 2 隣接面形成

隣接面は頰舌軸面の第1面と平行にすることで保持形態を獲得する．隣接面の形成で最も注意をはらうことは隣在歯を傷つけない配慮である．最初に径の細いバーを用いて，一層の歯質を残す感覚でコンタクトの削除を行い（**Step 8**），順次太い径へと変えていく．またストレートにバーを運ぶのではなく，生物学的幅径を侵襲しないように，ドーム状の歯肉形態に沿わせ骨頂までの距離を一定に保つよう心がける（4-2）．

最後に頰舌軸面との隅角部（トランディショナルラインアングル）が自然な移行形態になるように仕上げる（#5 バー）．

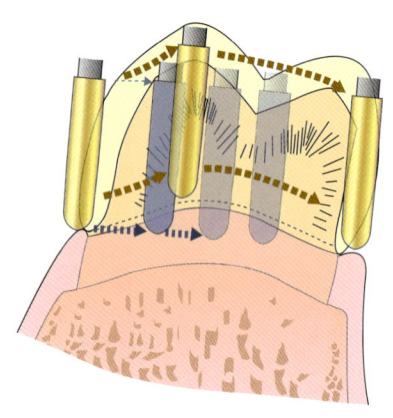

4-2　隣接面形成は生物学的幅径を侵襲しないように，ストレートにバーを運ぶのではなく歯肉形態に沿わせ骨頂までの距離を一定に保つ

## 3 咬合面形成

最終補綴物の咬頭傾斜と相似形に逆屋根形態とし，非機能側は側方運動時の咬頭干渉を回避するため2面形成となる（**機能的咬合面形成**）．一般に中心窩の削除が不足しがちなので注意する．#11のバーを同部位でオーバーラップさせるように用いる（4-3）．

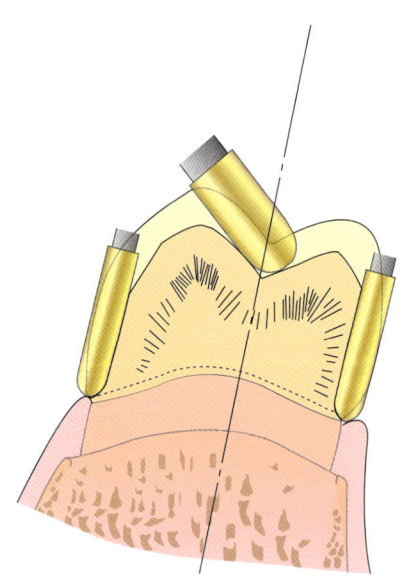

4-3　大臼歯支台歯形成の模式図

## 4-4 支台歯形成の手順

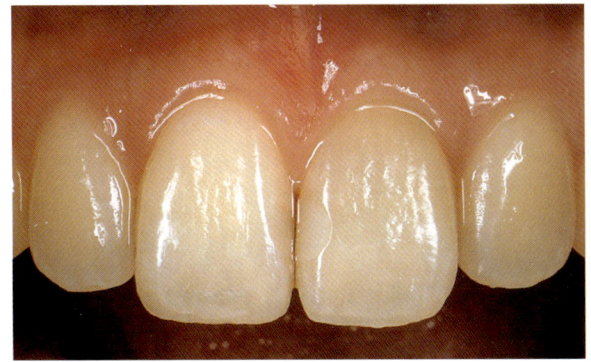
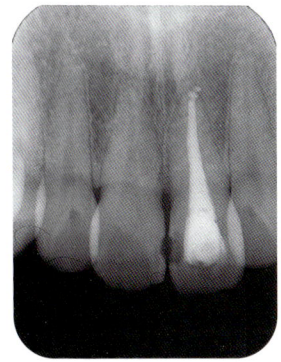

a 術前

### Step 1

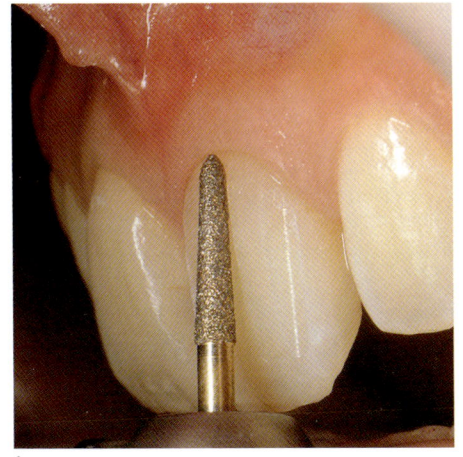
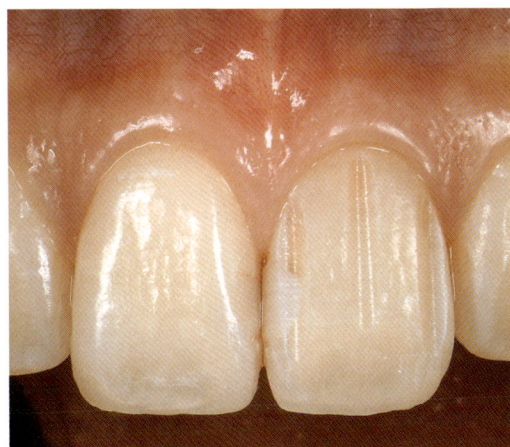
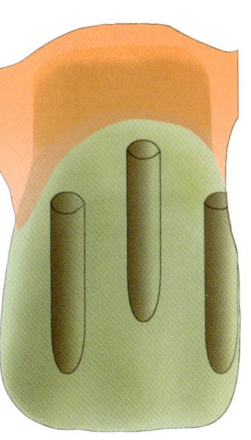

b 唇側第1面にパイロットグルーブを付与．歯軸と平行な角度が目安

### Step 2

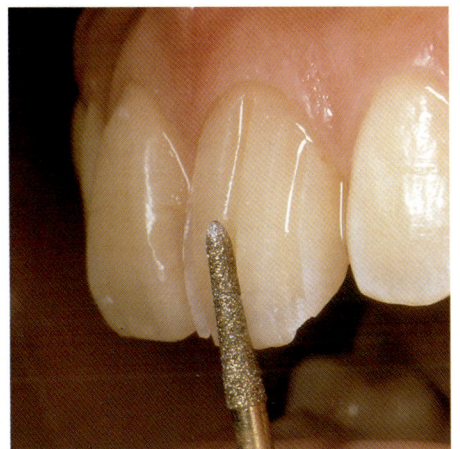
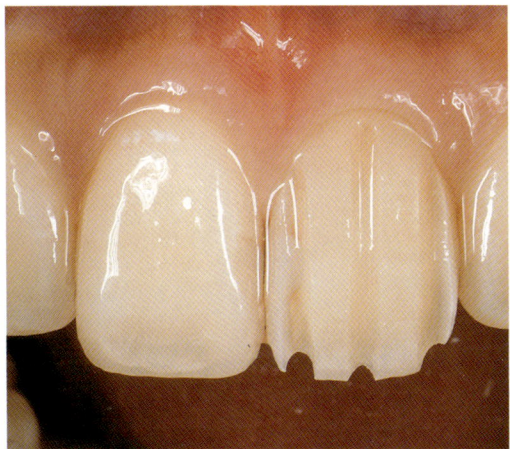
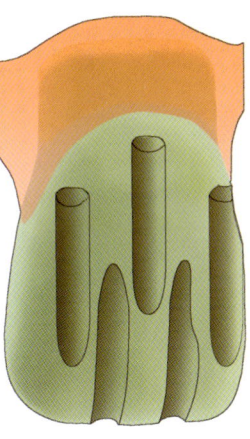

c 唇側第3面にパイロットグルーブを付与．下顎の唇面と平行な角度が目安

## Step 3

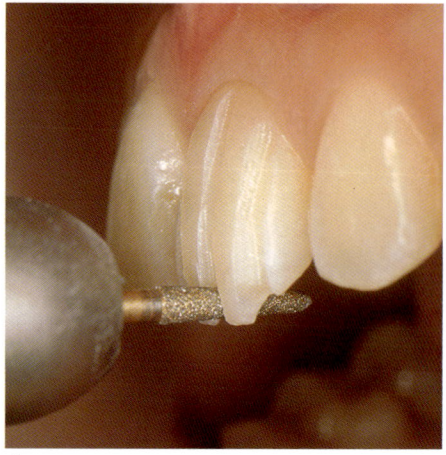
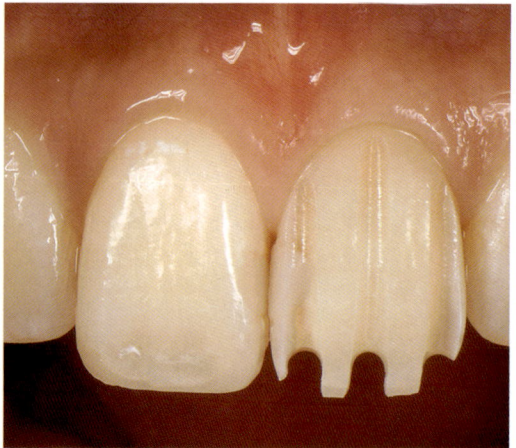
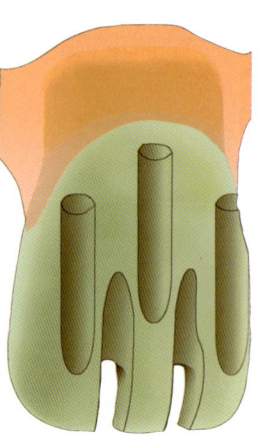

**d** 切端（舌側第3面）にパイロットグルーブを付与．下はパイロットグルーブの付与が終了したところ．均一な幅と深さをもたせる

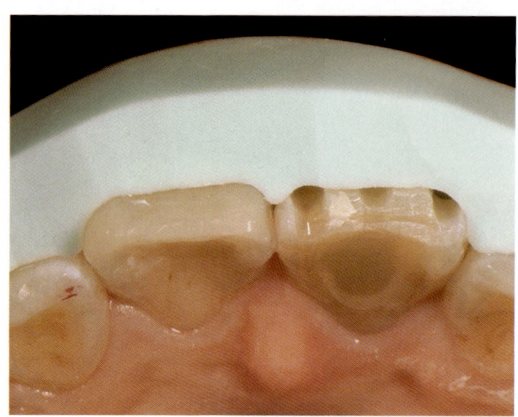

## Step 4

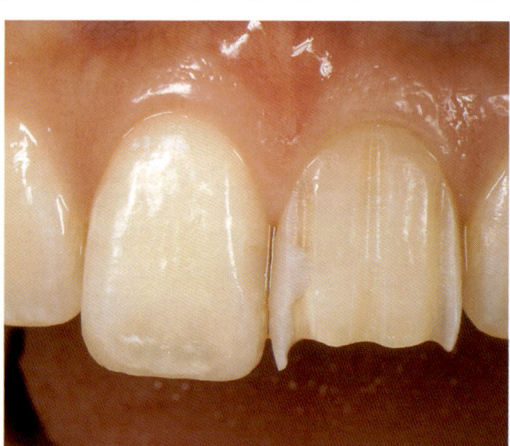
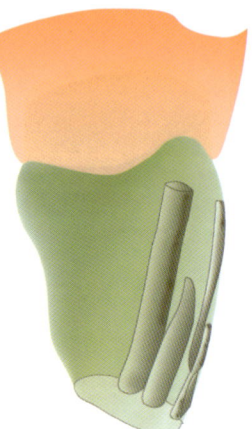

**e** 切端部（舌側第3面）を斜面形成

### Step 5

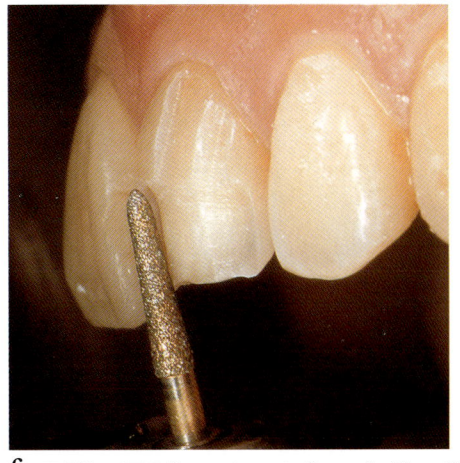
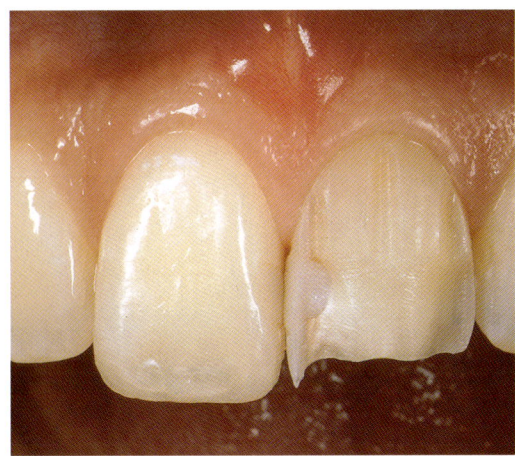
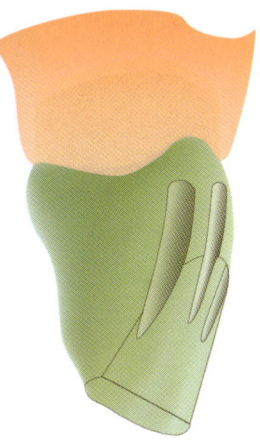

**f** 唇側第3面形成．パイロットグルーブに沿って削除

### Step 6

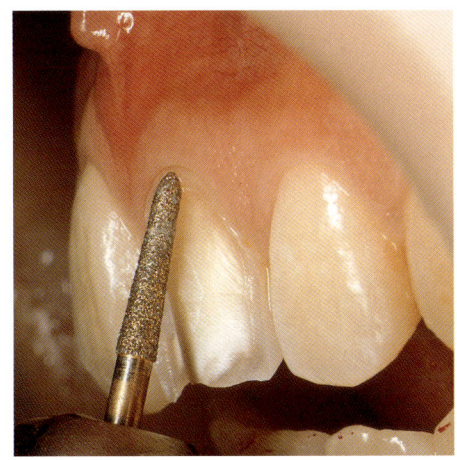
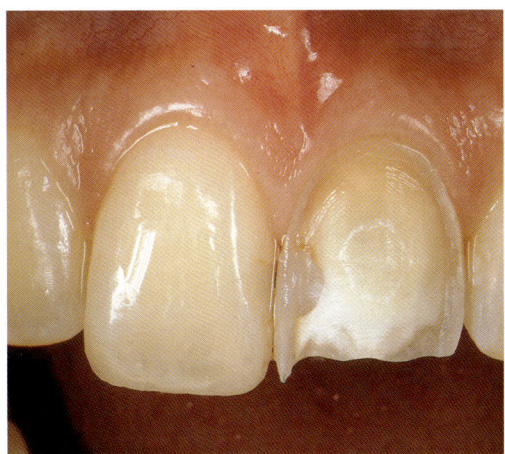
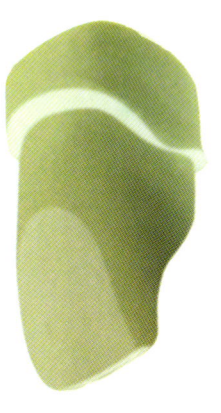

**g** 唇側第1面形成．パイロットグルーブに沿って削除．歯頸側は歯肉縁上にとどめておく

### Step 7

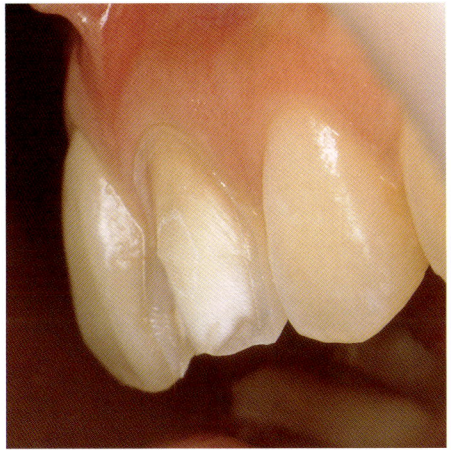
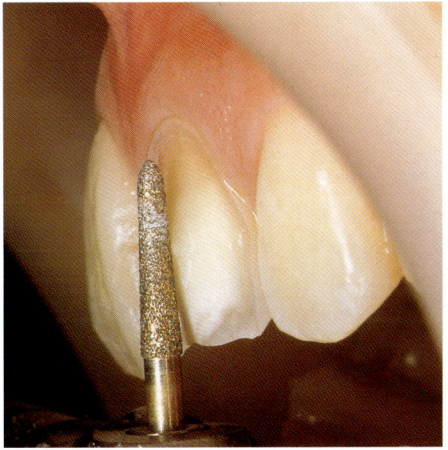
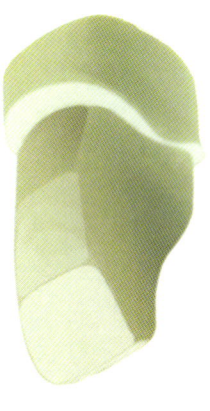

**h** 唇側第2面形成（第1面と第3面とのトランディショナルエリア）．第1面と3面とを移行的に解剖学的形態に沿うように相似形に削除

### Step 8

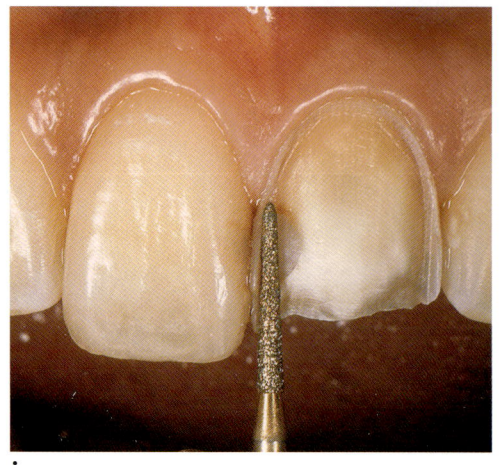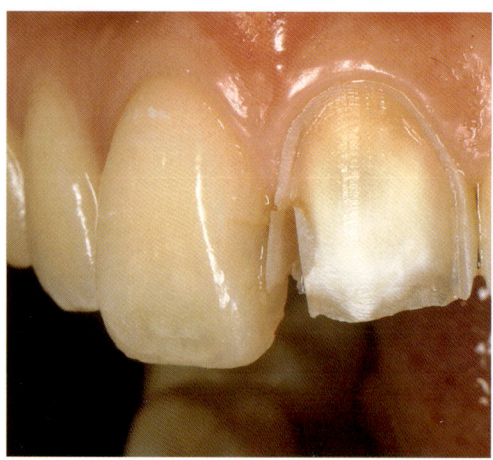

**i** 隣接面形成．#6のバーを用いて，1層の歯質を残す感覚でコンタクトの削除を行う

### Step 9

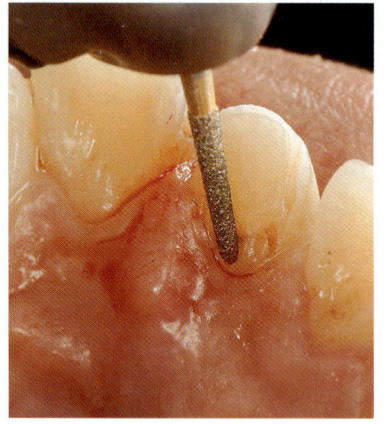

**j** 舌側第1面の形成．唇側第1面と平行性をもたせる

### Step 10

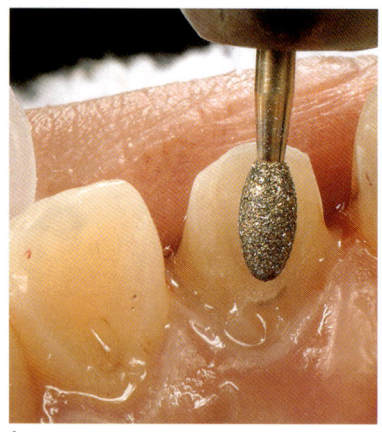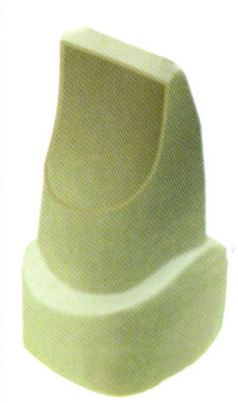

**k** 舌側第2面の形成．#4のバーを用いて機能的舌面形成を行う

### Step 11

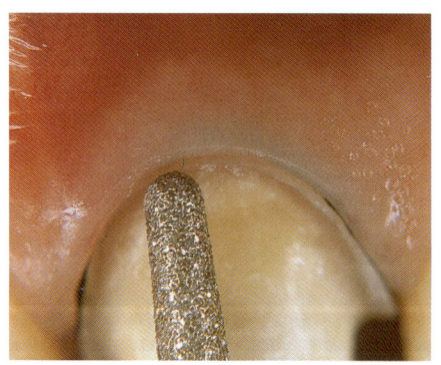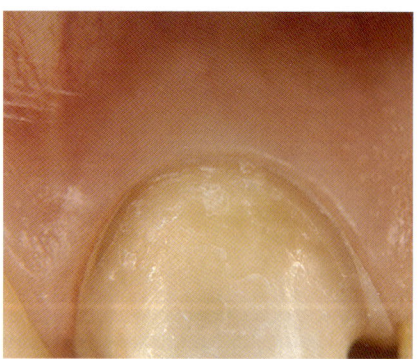

**l** フィニッシュラインの形成．歯肉縁下の場合，必ず圧排コードを巻いて形成を行う

## Step 12

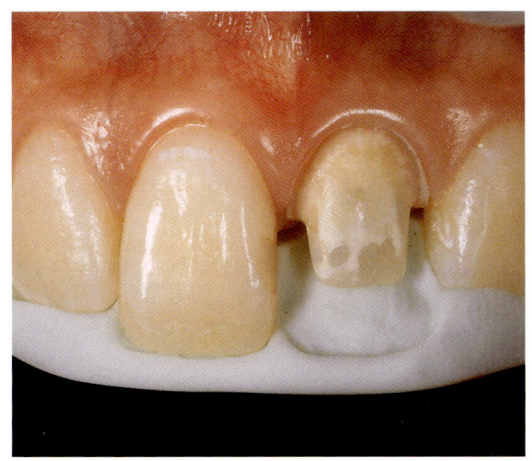
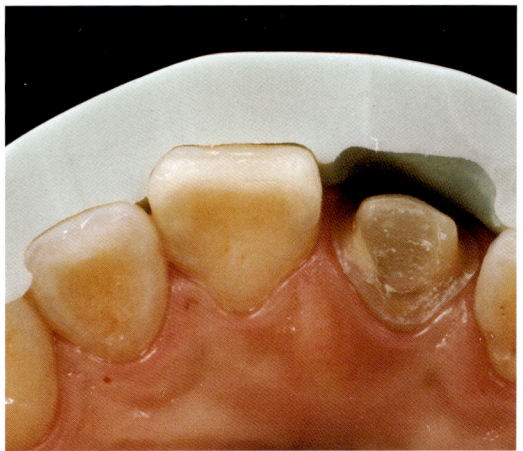

**m** 最終的な削除量の確認

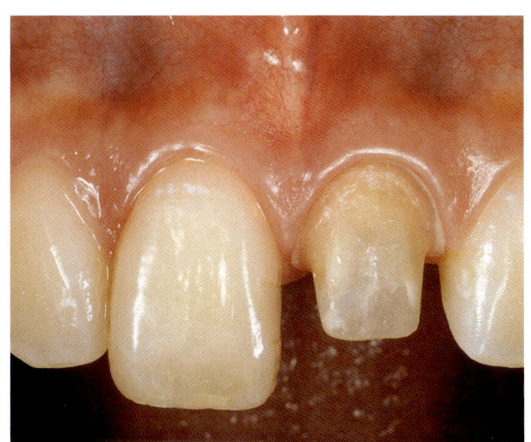
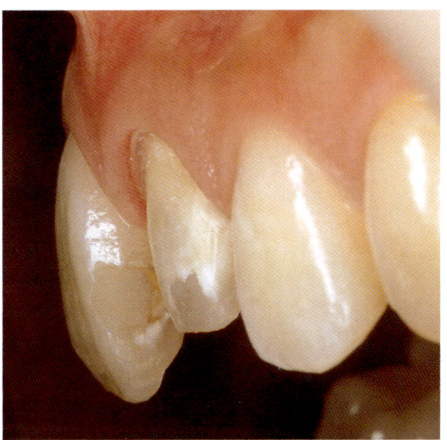

**n** |1 支台歯形成の終了したところ．反対側 1| との完全な相似形態が得られている

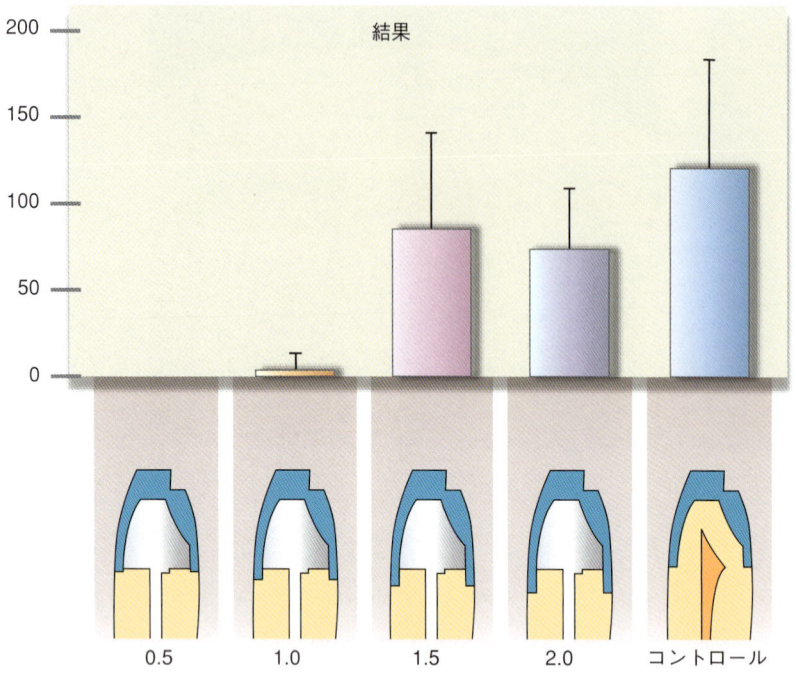

**4-5** 1.5mm以上の平行なフェルールがポスト離脱への抵抗となる
(Libman WJ, Nicholls JI: Load fatigue of teeth restored with cast posts and cores and complete crowns. Int J Prosthodont. 8(2): 155-61, 1995)

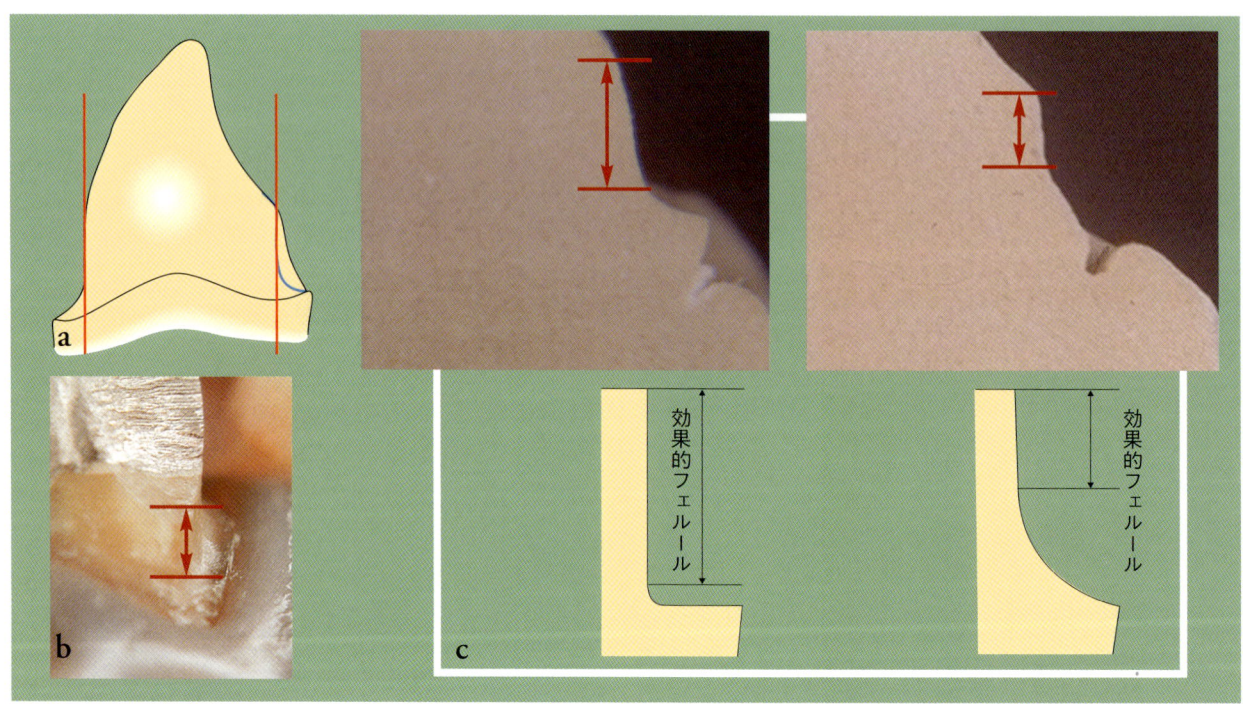

**4-6** 効果的なフェルールを得るための舌側第1面の形成
**a, b** 舌側第1面は唇側第1面と平行にし，フェルール効果を発揮するため**健全歯質部分に平行な面が1.5mm以上**（効果的フェルール）獲得できるマージン形態を選択する
**c** 舌側第1面．健全歯質の量が少ない場合はラウンデッドショルダーを選択する
(Nicholls JI: The dental ferrule and the endodontically compromised tooth. Quintessence Int, 32(2): 171-3, 2001)

## 4 バーの使用方法と支台歯形成のテクニック

### 1) 中心軸を越えない（4-7）

シャンファーあるいはスロープドショルダー形成を行う場合，常にダイヤモンドバーの側面のみを使って切削し，先端を使うことは避けるべきである．フラットエンドではないバーでは回転軸中心を越えると遊離エナメル質を残しやすくなる．

### 2) スキャロップへの対応（4-8）

インターナルラインアングルの存在するショルダーバーでは，均一なマージン幅を設定するため，歯頸ライン（マージンライン）と直交する角度でバーを平行移動させなければならない．ところが前歯部やスキャロップの強い歯では技術的な難易度が高くラダープレパレーション（階段状の形成）となりやすいので，ラウンドオフされたアクセンチュエイティッドシャンファーあるいはラウンデッドショルダーを用いるべきである．

### 3) ダイヤモンドバーの移動方向（4-9）

支台歯形成の最後のステップであるフィニッシュラインの最終形成では，ダイヤモンドバーの移動方向をバーの回転方向を順方向（時計回り）に動かすことにより，滑らかなマージン形成とフィニッシュラインの連続性が保たれ，ラダープレパレーションが防げる．

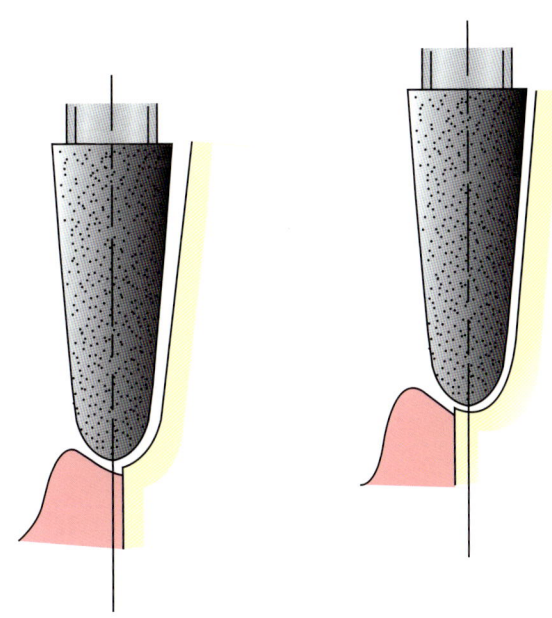

4-7 先端がフラットでないダイヤモンドバー（シャンファー，スロープドショルダーなど）では，バーの側面のみを使用し回転軸中心を越えないようにマージン形成を行う．右図のように中心軸を越えてしまうと遊離エナメルを残しやすく，またフィニッシュラインの連続性が保ちにくい

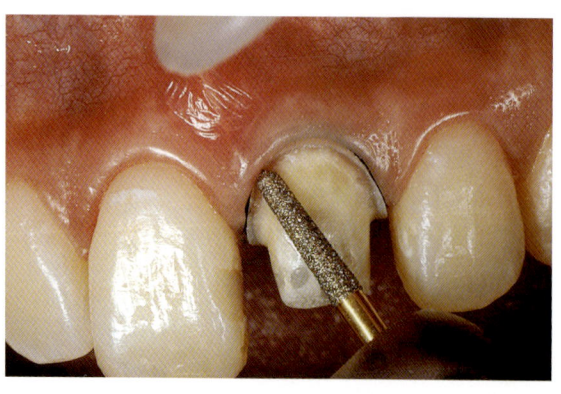 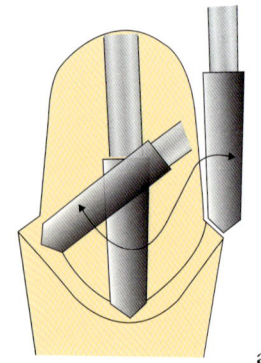

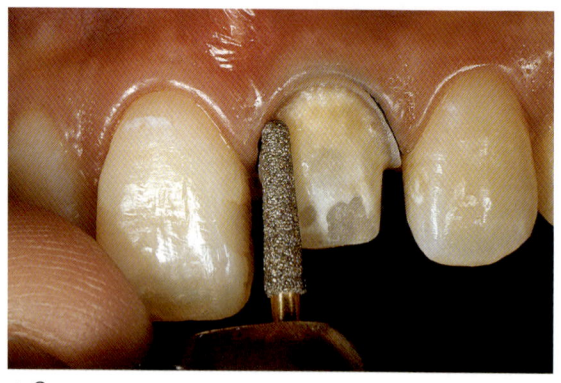 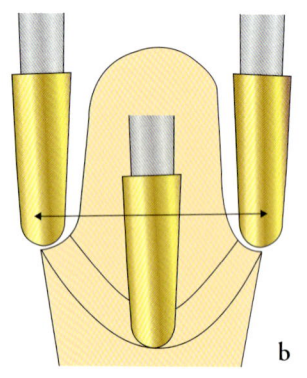

**4-8** スキャロップの強い支台歯でのマージン形成方法
ラインアングルを有する形状のダイヤモンドバー（**a**：スロープドショルダー）は，常にマージンラインと平行にバーを移動させなければならない．このためスキャロップ形態のマージン形成は技術的難易度が高く，ラダープレパレーションとなりやすいので，ラウンドオフされたアクセンチュエイティッドシャンファーあるいはラウンデッドショルダーを用いるべきである（**b**）

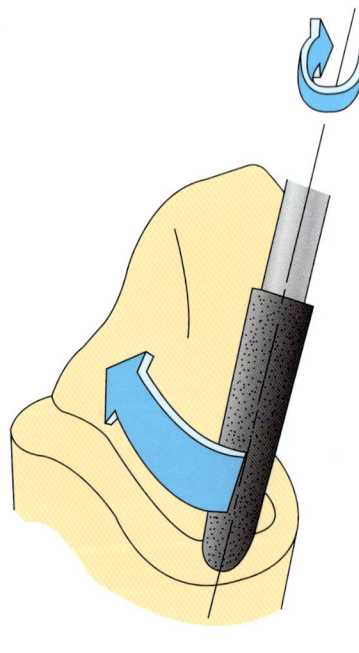

**4-9** 支台歯形成の最終仕上げでは，ダイヤモンドバーをバーの回転方向と同じ時計回り方向に移動させるように用いる．これによりマージンラインの連続性と滑らかな形成面が得られ，適合精度の高い技工作業が可能となる

### 4）歯肉縁下へのマージン設定方法（→ 6-10）

歯肉縁下へのマージン設定には明確な理由が存在しなければならない．また必ず歯肉圧排を行い，歯肉の損傷をできるかぎり回避し，歯周組織の多様性と補綴物のサブジンジバルカントゥアや圧排操作などによる歯肉縁形態の変化をプロビジョナルレストレーションにより経過観察する．支台歯形成と同日の印象は決して行わない．

### 5）有髄歯形成の注意

歯髄は43℃で壊死に陥るといわれており，目詰まりや切れ味の悪いバーは摩擦熱を発生しやすいので避けるべきである．十分な注水を行い，スプレーの死角が生じないように，またタービンバーの回転軸にぶれがないことを確認し，決してバーを強い力で歯面に押しつけないよう**フェザータッチ**で形成する．歯髄の存在は削除量を決定するひとつの要素となるが，解剖学的な歯髄の位置を認識し，必ずX線診査を行いパイロットグルーブの付与からスタートする．特に切歯では唇面より隣接面で露髄の危険性が高い．通常，第2象牙質の形成を促すため，数日に分けて形成を行っていく．

### 6）根分岐部における支台歯形成

臼歯部の複根歯においては根分岐部が存在するため，歯根外形に沿った支台歯形成（**フルーティング形成**）を行う．これにより補綴物のエマージェンスプロファイルをストレートに立ち上げることが可能となり，オーバーカントゥアとならずにメインテナンスがしやすくなる（4-10）．使用するバーはなるべく太いシャンファーバー（SJCD #1）を用いて，広い面を削除するようにする．

また根分岐部まで入り込んだエナメルプロジェクションが存在するケースでは，オドントプラスティを行ってからフルーティング形成を行う（4-11）．

### 4-10 根分岐部のフルーティング形成

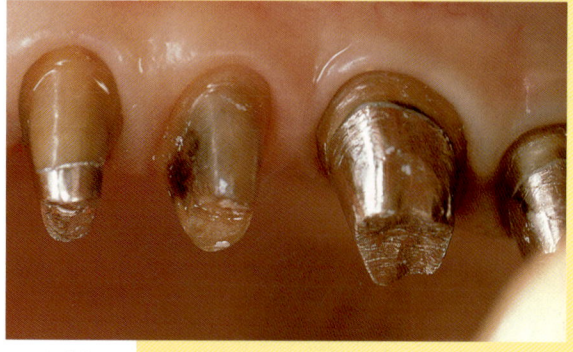
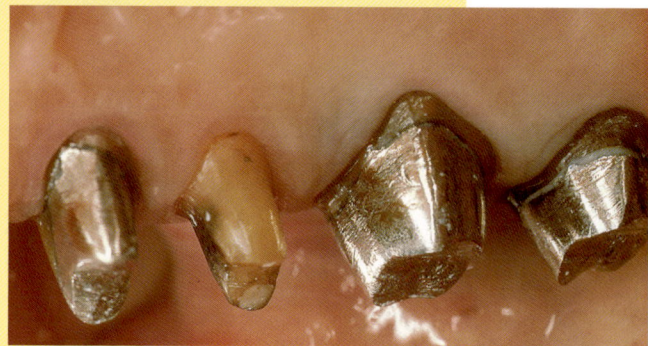

a 臼歯部においては清掃性を重視し歯根外形に沿ったフルーティング形成を行う（口蓋側はミラー像）

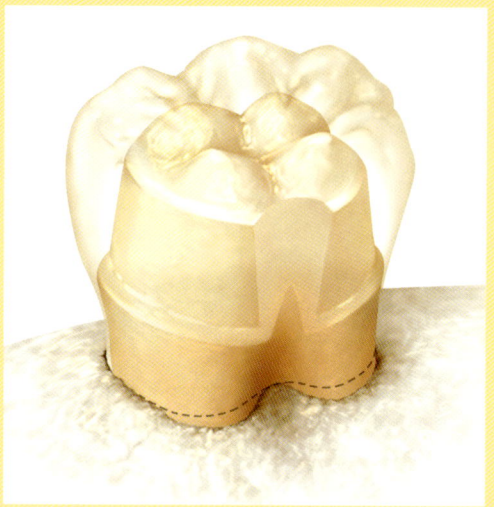

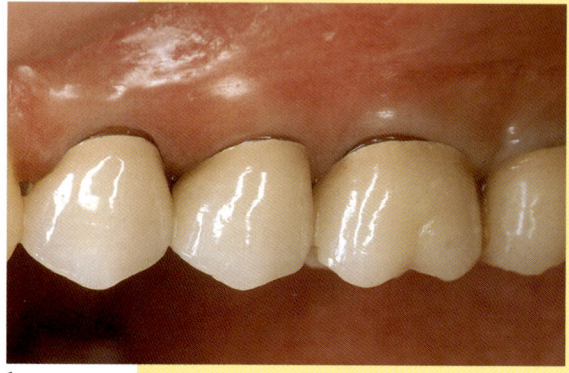
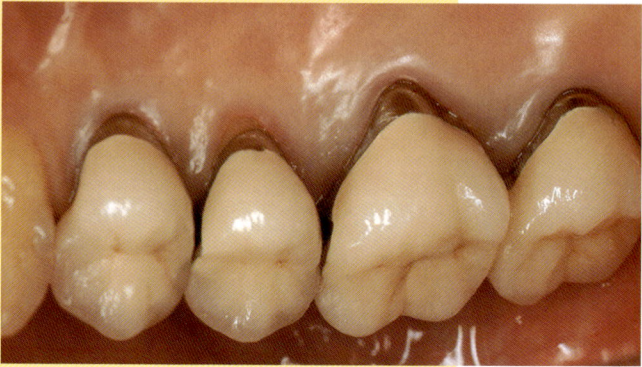

b 補綴物装着後8年目．若干の歯肉の退縮はみられるものの良好なメインテナンスが保たれている（口蓋側はミラー像）

## 4-11 オドントプラスティ＋フルーティング形成

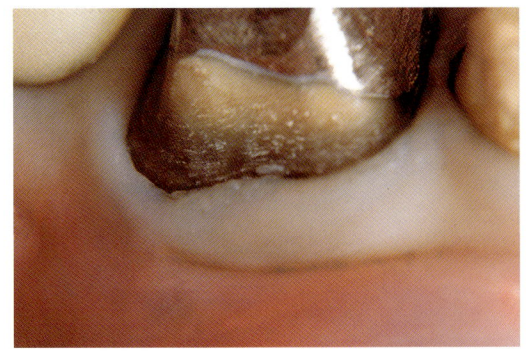

a 根分岐部にエナメルプロジェクションが存在する

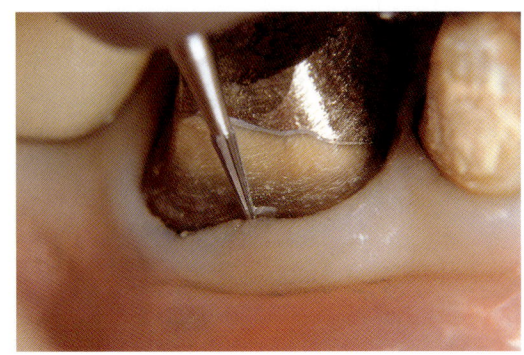

b オドントプラスティを行いエラスティックフィニッシュバーで仕上げる

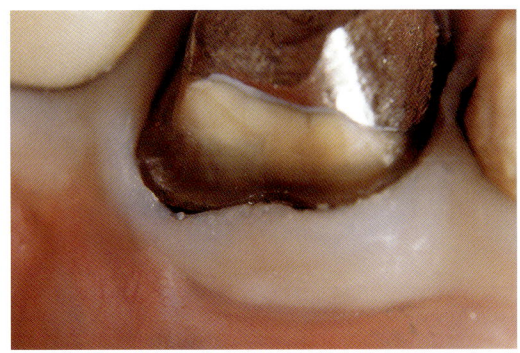

c 太いシャンファーバーでフルーティング形成を行い，同時にフィニッシュラインの設定（アクセンチュエイティッドシャンファー）を行う

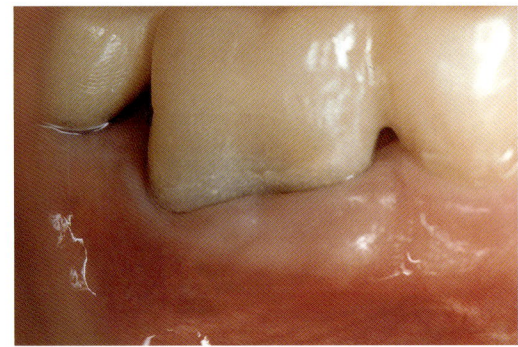

d プロビジョナルによる経過観察は不可欠である

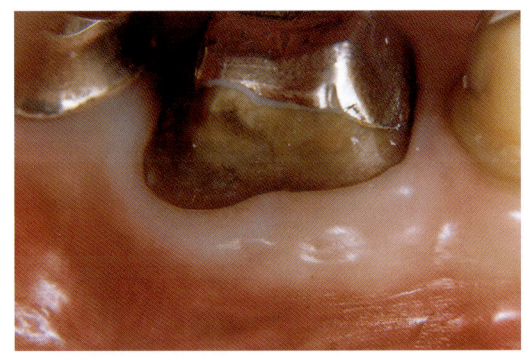

e 印象時の歯肉の状態

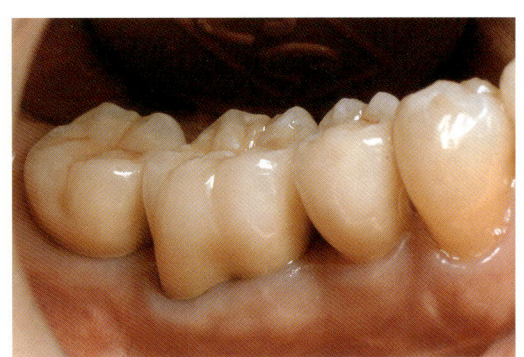

f 術後

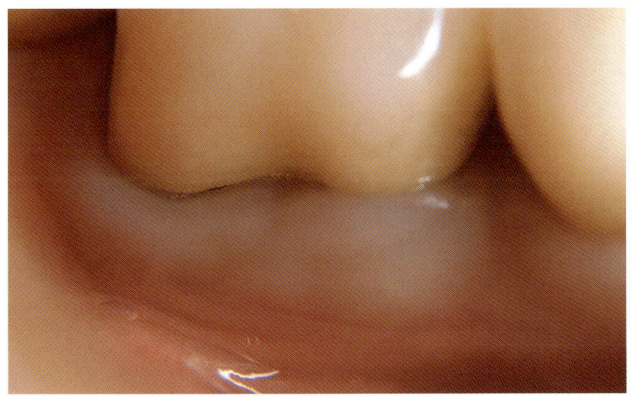

g 同部，補綴物装着後3年目のクローズアップ

# 5 マージン形態
Margin design

フィニッシュラインの形成で大切なことは，均一な幅と連続性そして適切な設定位置とその形態であるが，形態に関しては，生体側の環境（支台歯の変色の有無）と生物学的・審美的要求に応じて選択された補綴物のマージンデザインによって決定される．

> **現在，主に用いられるマージン形態**
> - ライトシャンファー（5-1）
> - シャンファー
> - アクセンチュエイティッドシャンファー（5-2）
> - スロープドショルダー（5-3）
> - ラウンデッドショルダー（5-4）

各種修復材料とそのマージン形態の適応を（Table 5-1）に示す．

近年の補綴治療は，審美的要素が重視され，可能なかぎりメタルフリーの修復処置へと変わりつつある．

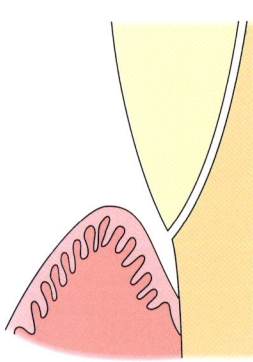
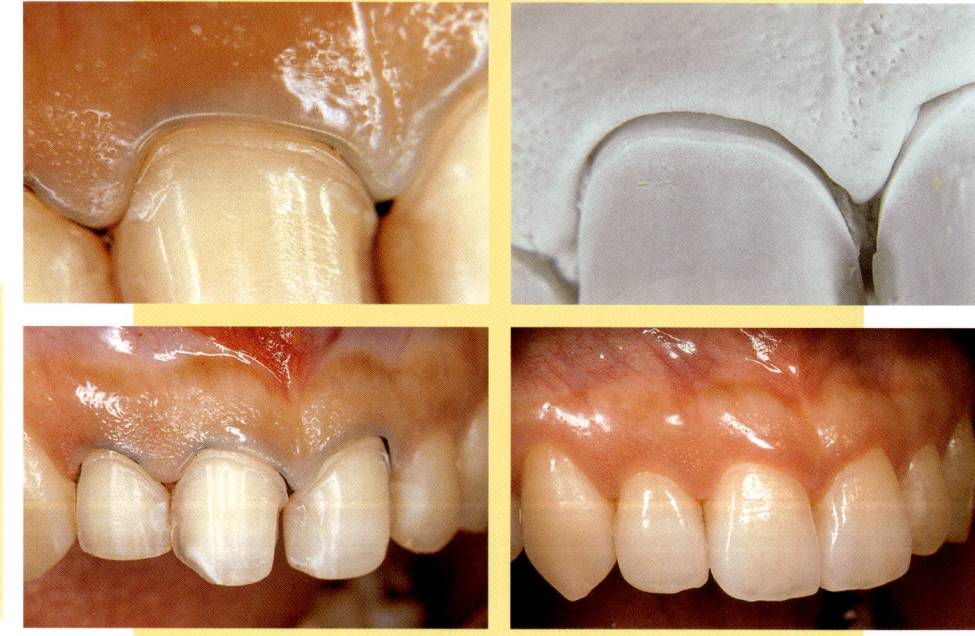

5-1　ライトシャンファー

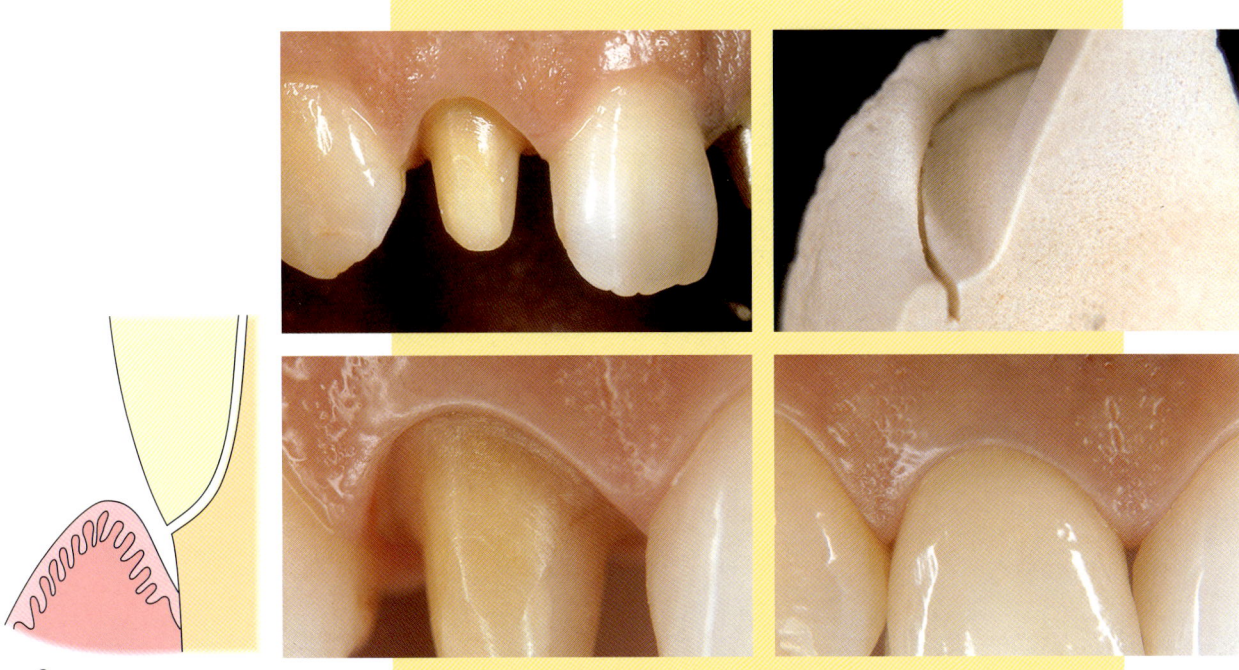

5-2 アクセンチュエイティッドシャンファー

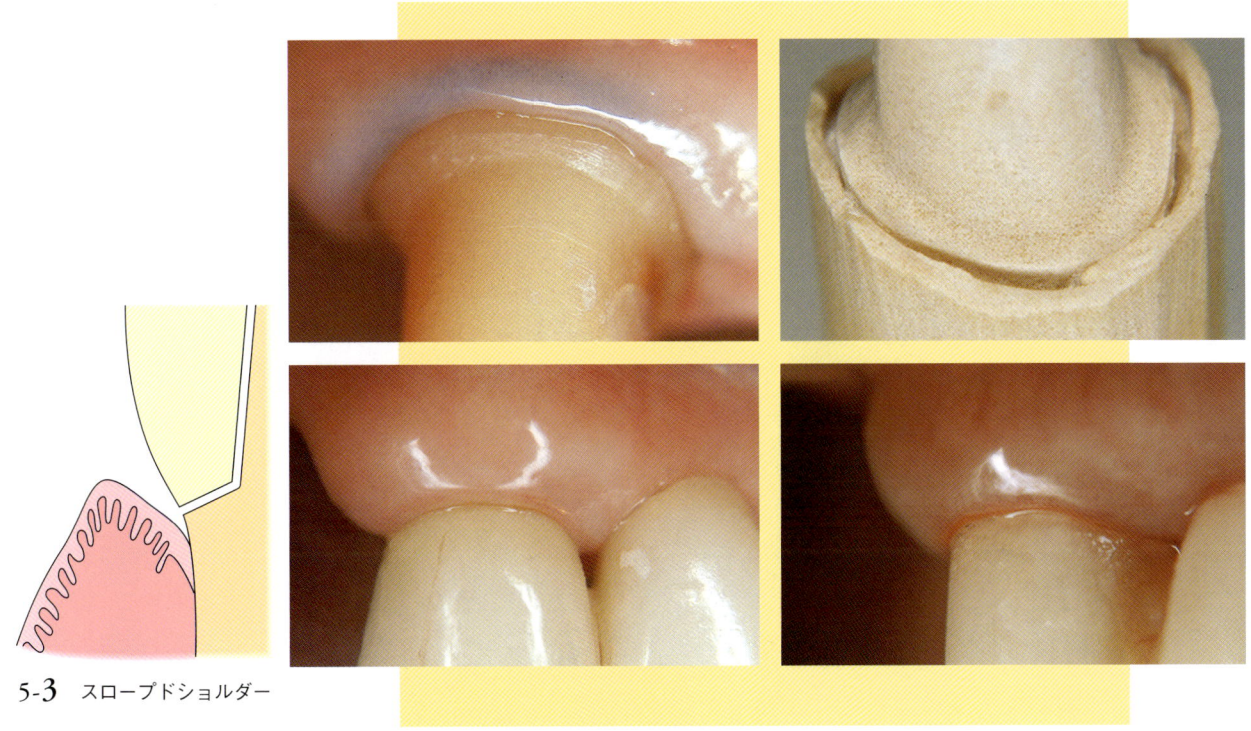

5-3 スロープドショルダー

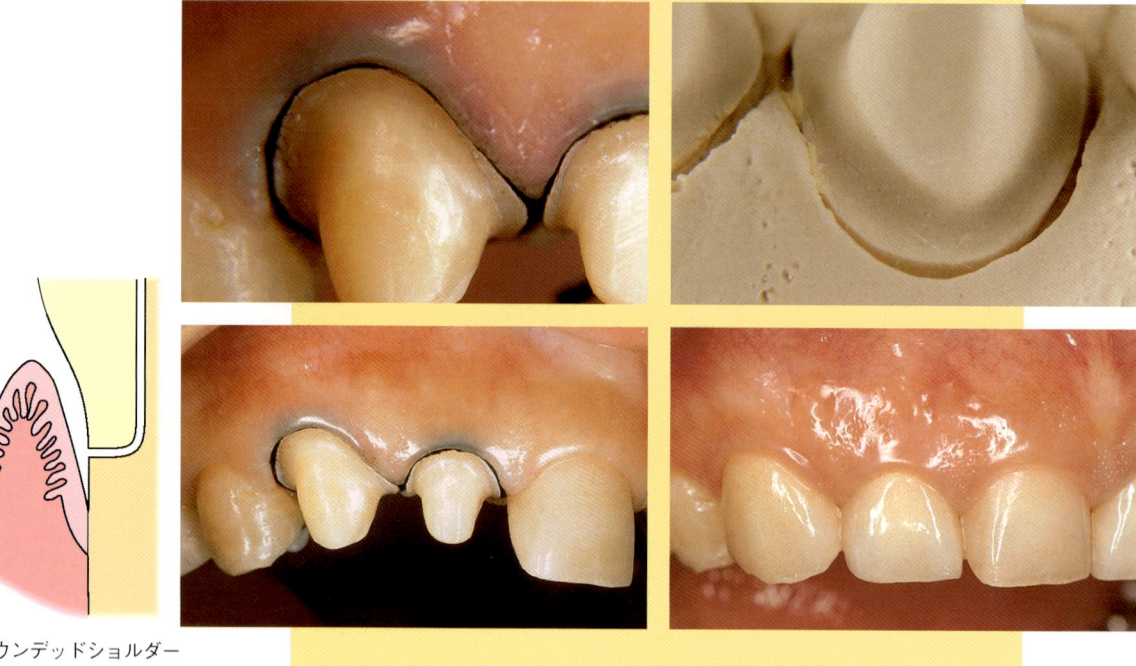

5-4 ラウンデッドショルダー

Table 5-1 各種修復材料とマージン形態

|  | ライト<br>シャンファー | シャンファー | スロープド<br>ショルダー | アクセンチュエイティッド<br>シャンファー | ラウンデッド<br>ショルダー |
|---|---|---|---|---|---|
| ラミネートベニア | ○ | ○ |  |  |  |
| メタルクラウン |  | ○ |  | ○ |  |
| メタルセラミッククラウン |  | △ | ○ | ○ | ○ |
| オールセラミッククラウン |  |  | ○ | ○ | ○ |

　つまりマージンの形態に関しても従来のメタルマージンからヘアーラインカラーあるいはセラミックマージンへと変化している．臼歯部など審美的要求の低い部位であればヘアーラインカラーで十分であり，色調再現性と適合性を満足させるアクセンチュエイティッドシャンファーが適応となる．ただし削除量が多くまた遊離エナメルを残しやすいといった欠点もある．この点を解決したのがスロープドショルダーで，特に有髄歯においては保存的な形成が可能であり，また内縁上皮に対しても侵襲が少なくてすむ(5-3)．

　これに対し，セラミックマージンやオールセラミックスの場合，辺縁が薄くなってしまうスリップジョイントでは焼成時の収縮をコントロールしにくく(5-5)，また試適時やセット時に破折が起こりやすいため，同部に十分な厚みをもたせたバットジョイントが適応となる．ショルダーは色調再現性に優れるもののラダープレパレーションやアンダーカットをつくりやすいなど技術的難易度が高い．そのため今日では支台歯形成が容易で，またインターナルラインアングルを丸くすることにより応力の集中が50％以上低下することから，ラウンデッドショルダーが最も頻用されて

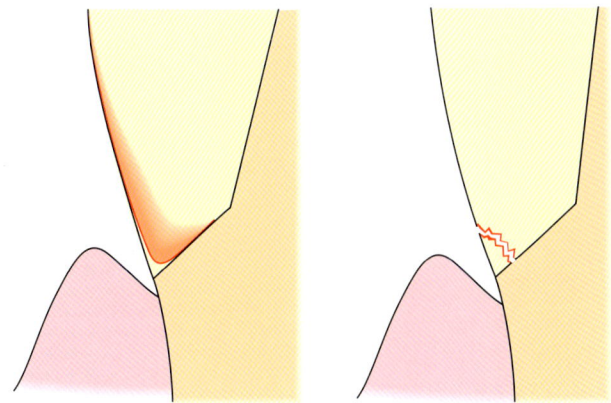

**5-5** スリップジョイントではポーセレン焼成時に引かれやすく，その修正が困難であり，また試適時に辺縁が破折する危険性がある
（Chiche GJ : Esthetics of anterior fixed prosthodontics. Quintessence, Chicago, 1994）

いる（5-4）．

| バットジョイントとスリップジョイント | | |
|---|---|---|
| シャンファーマージン | ≠ | slip-joint |
| ショルダーマージン | ≠ | butt-joint |

　スロープドショルダーとラウンデッドショルダーの違いは proximal wall に対する角度で分類されている．

　これに対しバットジョイントというのは，補綴物のマージンとしてとらえた場合，実際には proximal wall ではなくフィニッシュライン直下の根のプロファイルに対する角度で考えなければならない（5-6）．つまりバットジョイントを選択する際，歯頸部の豊隆が大きいケースにおいては，設定位置によってはラウンデッドショルダーでなくスロープドショルダーあるいはアクセンチュエイティッドシャンファーが適応となるわけである（5-7）．もし 5-7 の B 点にフィニッシュラインを求めたい場合，ラウンデッドショルダーを選択すると，歯質の削除量が必要以上に大きくなり，また菲薄なエナメル質を残すこととなる．

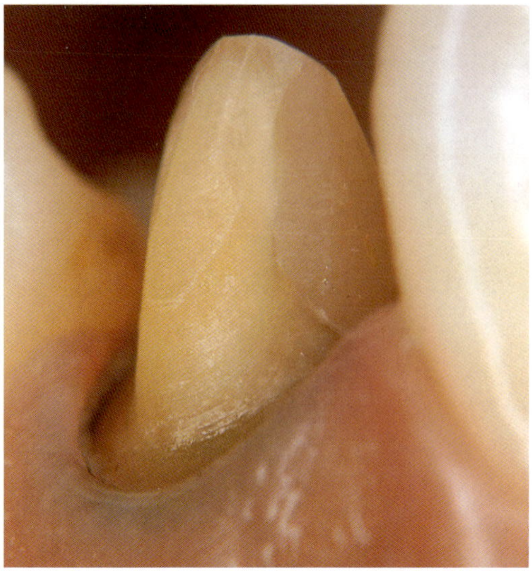

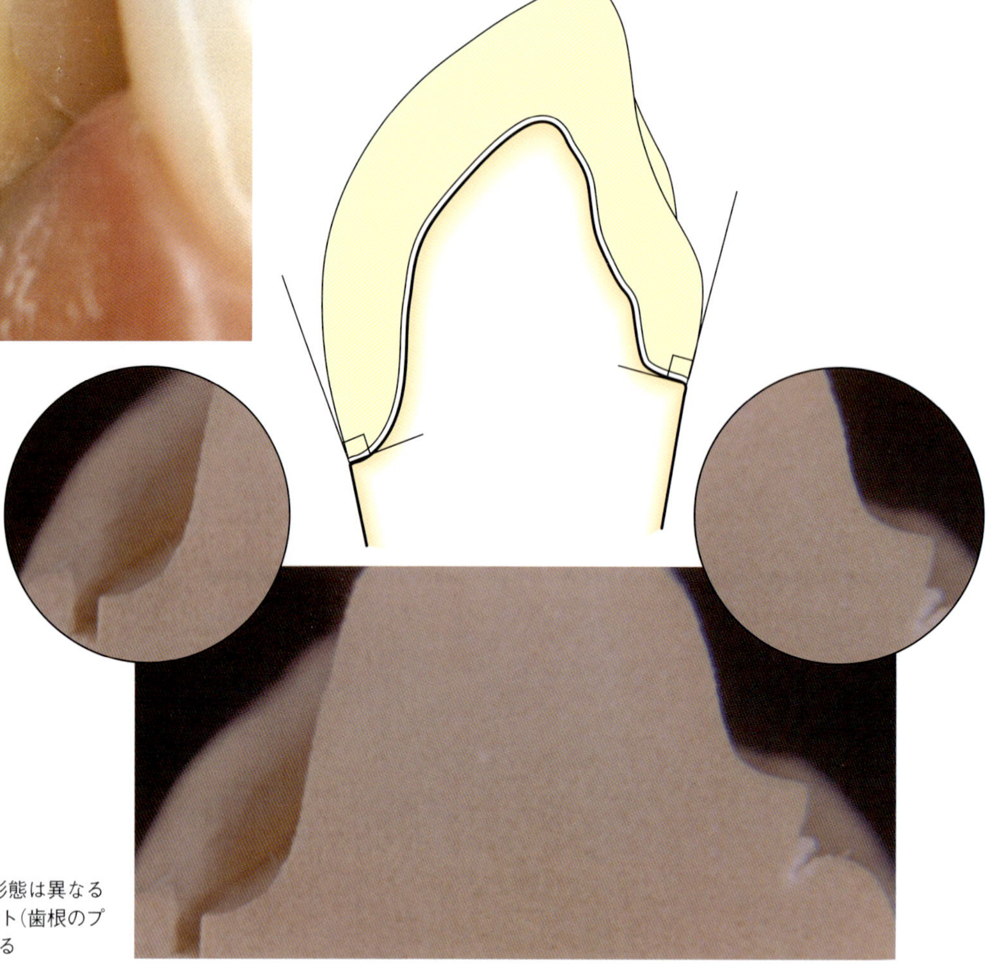

5-6 頬舌側ともマージン形態は異なるが，どちらもバットジョイント（歯根のプロファイルに対し90°）である

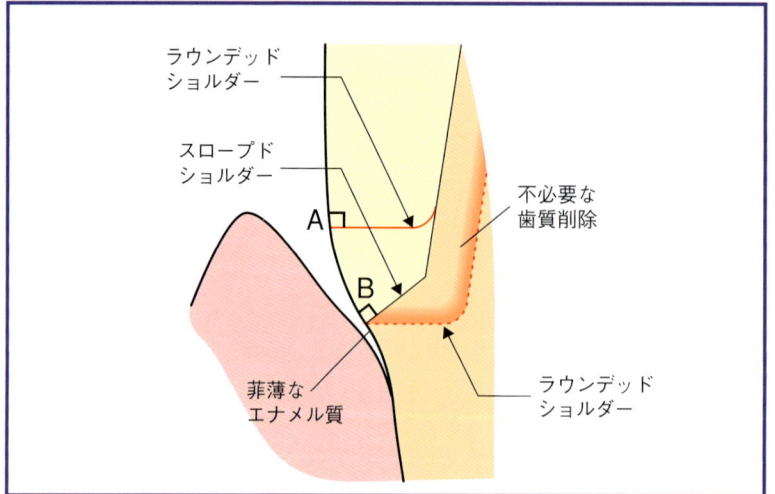

5-7 バットジョイントとは proximal wall ではなくフィニッシュライン直下の根のプロファイルに対する角度で考えなければならない．セラミックマージンの場合，歯頸部の豊隆が大きいケースでは，A 点においてはラウンデッドショルダー，B 点ではスロープドショルダーあるいはアクセンチュエイティッドシャンファーが適応となる

# 6 フィニッシュラインの設定位置
Finish line placement

　支台歯形成はさまざまな臨床状況・治療目標に応じて行わなければならない．
　特にフィニッシュラインの位置設定に関しては，その治療を取り囲む環境，すなわち支台歯の条件・歯肉の性状・修復材料を十分に考慮して決定する必要がある．

| フィニッシュラインの設定位置を決定する臨床条件 |
| :---: |
| 1．歯周組織の性状 |
| 2．支台歯の条件 |
| 3．修復物の材料特性 |

　フィニッシュラインの設定に当たり，最も大切な原則は**生物学的幅径を侵襲しないこと**と，**歯頸部付近の審美性**を損なわない，の2点である．
　生物学的要件だけを考えた場合，歯肉縁上マージンが好ましいことはいうまでもない．ところが審美性との兼ね合いから歯肉縁下に設定しなければならないケースが多い．**歯肉縁下にマージン設定する場合，そこには必ず明確な理由**がなければならない．

## 1 歯肉縁上マージン（6-1, 6-2）

　フィニッシュラインをどこに設定するかということを考える場合，まず最初に支台歯の条件，つまり生活歯か失活歯か，歯頸部付近の変色の有無・変色程度（深さ）・変色範囲を考慮しなければならない．
　有髄歯で変色がない場合（6-1），あるいはシェードの変更がわずかである場合（6-2）は，ある種の材料特性を利用することにより，歯肉縁あるいは歯肉縁上マージンとすることで最も審美的な結果を得ることができる．つまりマージン部付近に光透過性の高い材質を選択することによって下地を透過させ，支台歯色を積極的に利用することにより歯質との移行部をわかり難くする方法である．これにより審美性の向上だけではなく歯周組織に対するダメージ，技術的なエラーを少なくすることが可能となる．

## 2 歯肉縁下マージン（6-4）

　支台歯の条件が悪い場合は，歯肉縁下にマージン設定することが多い．
　マージンを歯肉縁下に設定する場合，最も大切なことは生物学的幅径を侵襲しないことである．つまり形成限界はあくまでも歯肉溝内にとどめ，決して上皮性付着部に入り込んではならない．

## 6-1　thin-scalloped type で支台歯にディスカラーレーションのないケース

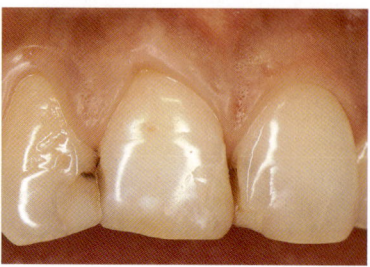 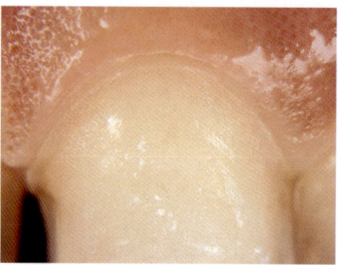 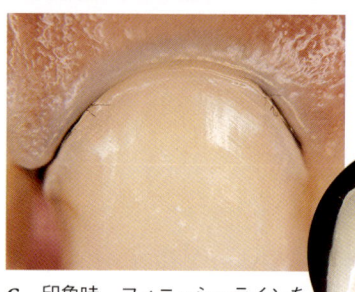 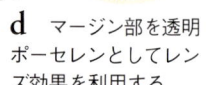

**a**　術前．支台歯に変色はなく良好な条件である．歯肉は日本人特有の thin-scalloped type．このようなケースでは，歯肉縁下に侵入した瞬間，もはや自然観を得るためのいかなる方法も妥協的解決策にすぎない

**b**　修復材料はラミネートベニアを選択し，歯肉縁上にフィニッシュラインを設定．マージン形態はライトシャンファー，幅約 0.3mm

**c**　印象時．フィニッシュラインを越えた根面の印象が，修復物製作上不可欠であり，必ず歯肉圧排を行う

**d**　マージン部を透明ポーセレンとしてレンズ効果を利用する

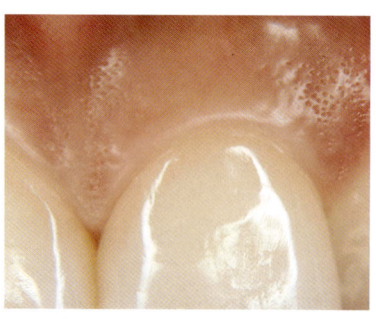 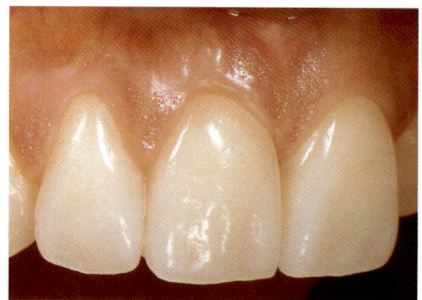 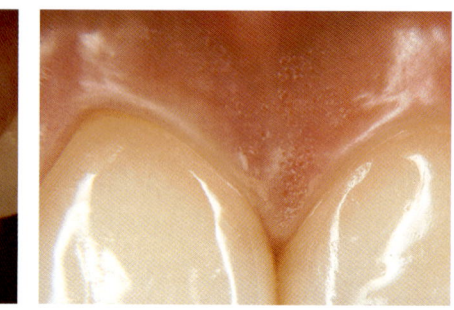

**e**　同部セット後の状態．歯質との移行部はまったく認識できない．歯肉にも全くダメージがない

**f**　術後 3 年目．非常に優れた自然感が得られ，歯肉に炎症やリセッションは一切みられない．条件が整えば審美的にも歯周組織にとっても最良の方法である

## 6-2　シェード変更がわずかなケース

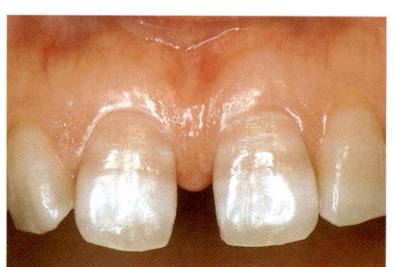 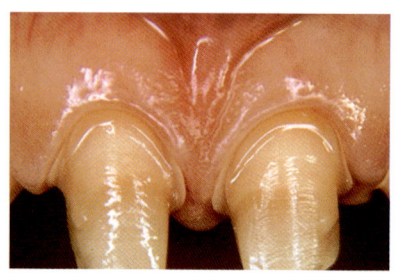 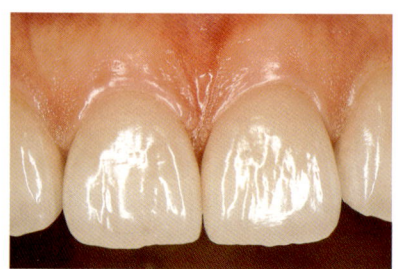

**a**　支台歯にわずかに変色があるものの形態改善だけを目的とし，ほとんどシェード変更を伴わない

**b**　MTM 後に支台歯形成．このケースでは支台歯の条件を良好ととらえることができる．そこで歯肉縁ぎりぎりにマージン設定．そのうえで透過性の高い長石系陶材を用いたオールセラミックスを選択

**c**　術後．歯肉縁あるいは縁上マージンにもかかわらず審美的に全く問題はない

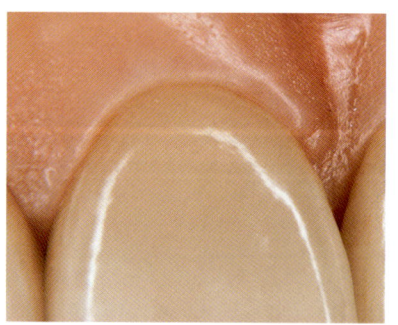 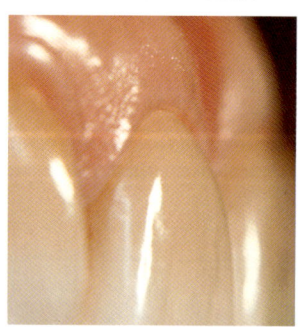

**d**　補綴物と歯肉との審美的な関係が保たれている

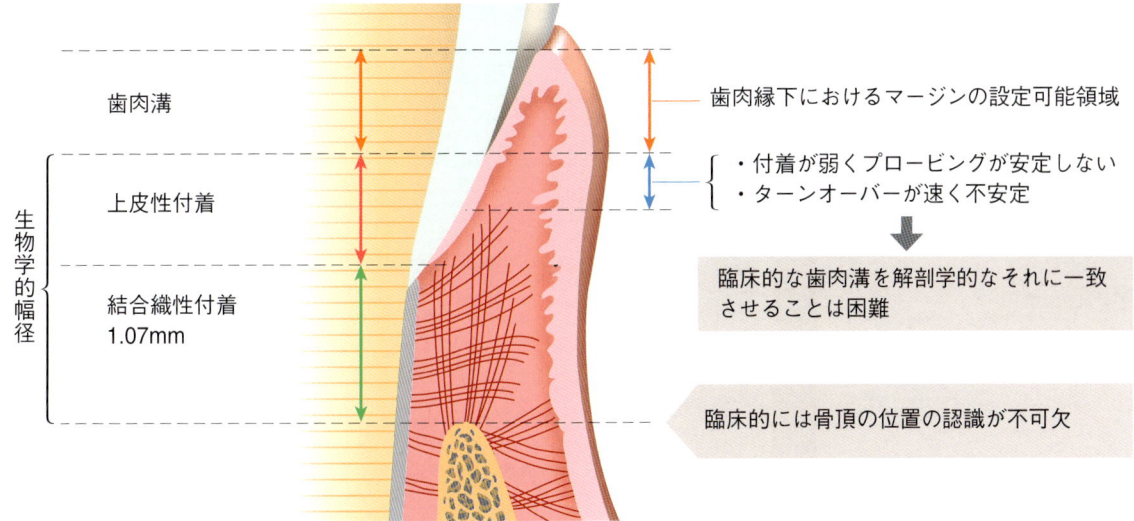

6-3　生物学的幅径と歯肉縁下マージン

**生物学的幅径とフィニッシュライン（6-3）**

　生物学的幅径の概念は，Gargiuloら（1961）が計測し，Cohen（1962）がその概念を発表したことにより始まる．彼らは，健康な歯周組織においては歯肉縁から骨頂までが〈歯肉溝＋上皮性付着＋結合織性付着〉により構成され，そのうち上皮性付着と結合織性付着を合わせたものを生物学的幅径と呼び，その長さ，深さはほぼ一定であるとして，その平均値（歯肉溝：0.69mm，上皮性付着：0.97mm，結合織性付着：1.07mm）を報告した．その後，NevinsやSkurowらによって多少の数値修正が加えられ，支台歯形成あるいは歯周外科における指標となってきた．ところがここ数年，さまざまな角度から見直し，再検討された結果，歯周組織の性状はさまざまであり，結合織性付着に関しては約1.07mmと比較的安定した数値を示すが，それ以外は同一歯種においても差異がある，というのが一般的な解釈となってきている．

　もっとも，歯周組織を健康に保つためには上皮性付着を侵してならないということに変わりはなく，歯肉溝底部の位置を正確にとらえることが，歯肉縁下マージンの位置設定の明確な基準となる．ところが上皮性付着の上部は絶えず変動しているため，歯肉溝底部の位置は非常に不安定であり，さらには付着が弱いためにプロービングの深さが安定せず，歯肉溝底部を臨床的に正確に把握することは困難である．つまり歯肉縁あるいは歯肉溝底部の位置を基準としてフィニッシュラインの位置を決定することは臨床的に普遍性のある方法とは言いがたい．そこで歯肉縁下へマージン設定する場合は，必ず骨頂の位置と骨の形態を診査し，そのうえで歯周組織の性状を正確に理解していなければならない．

## 6-4 thick-flat type で支台歯ディスカラーレーションのあるケース

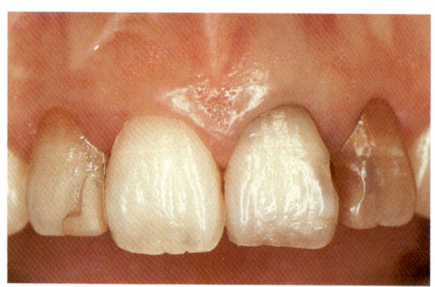
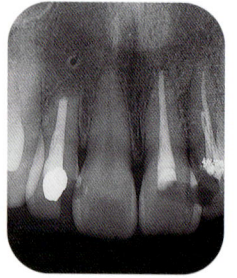
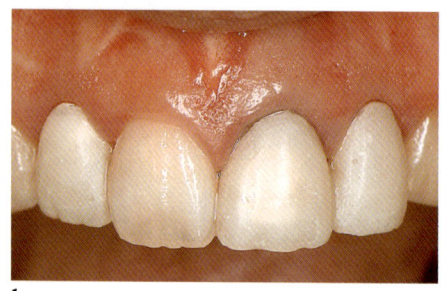

a 歯頸部に強度の変色があり，歯肉の色調が薄い．審美的回復が最も難しいケースである

b プロビジョナルレストレーションを透過して変色の強さがうかがえる

### 支台歯の条件が悪い場合（強度の歯頸部変色）の対処法
1. 歯肉縁下マージン
2. マージン幅の確保
3. 修復材料によるマスキング効果

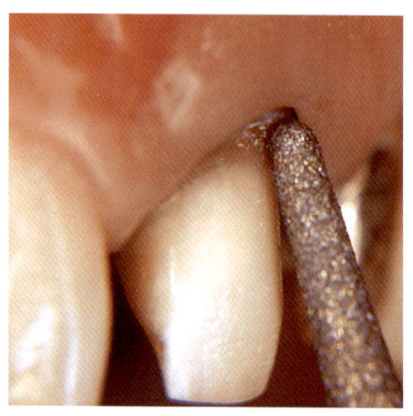
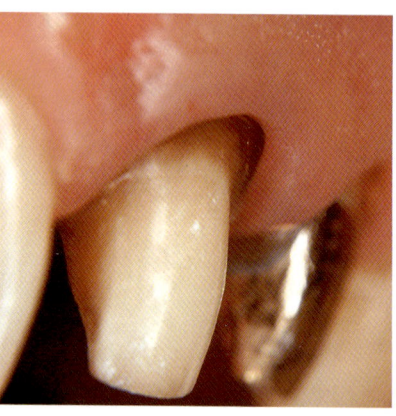
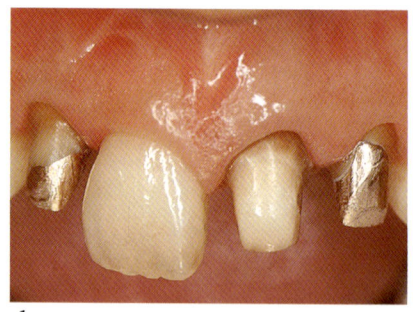

c 歯肉は thick-flat type なので，唇側のフィニッシュラインを生物学的な限界まで可及的に深く設定する（歯肉縁下約 0.7mm）．また厚みと材質によるマスキングを行うためマージン幅を十分に確保し，オーバーカントゥアを防ぐため約 1.5mm の削除量とした

d 支台歯形成終了時．このケースにおける適切なマージンの位置設定とは，審美的限界と生物学的限界との接点を見出すことにある

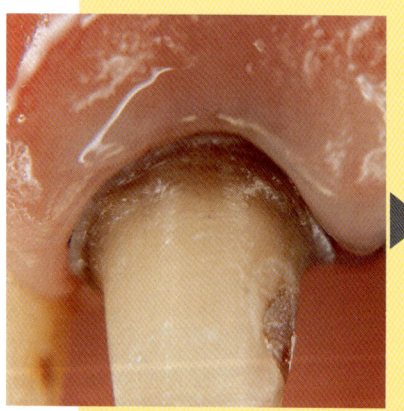
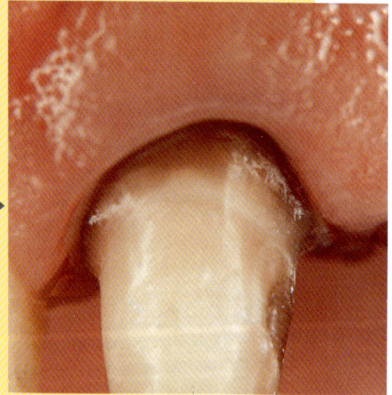
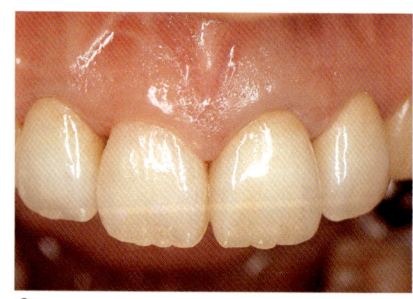

e |1 部マージン形成前と形成終了後．適切な幅と深さを設定したうえで，次に適切な材料選択を行う

f マスキング効果も有するアルミナスポーセレン（Procera オールセラミックス）を用いた．生物学的な原則を厳守すれば歯肉縁下マージンでも全く問題は生じない．強度の歯頸部変色と１歯の天然歯の存在という悪条件のなかで，満足できる審美的回復が得られている

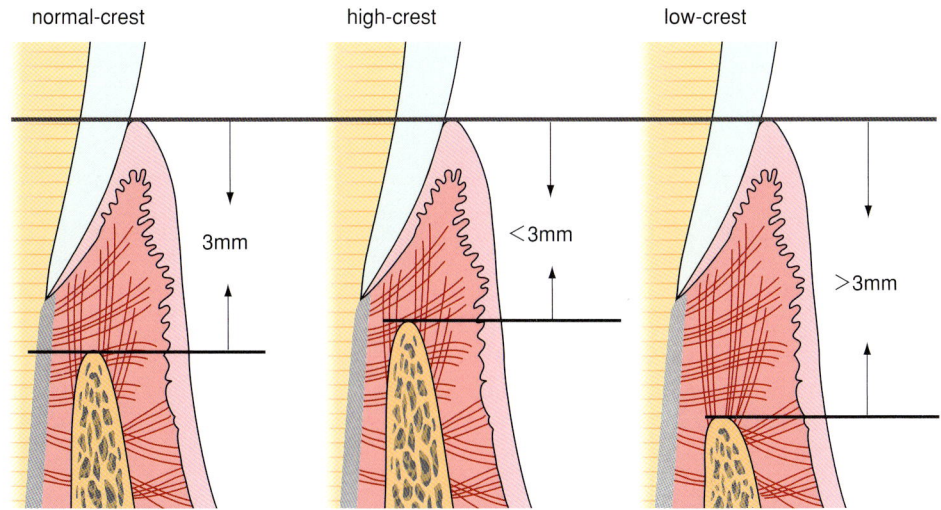

6-5 正常な歯周組織にみられる歯槽骨頂と歯肉縁との距離のタイプ（Kois JC, 1994）

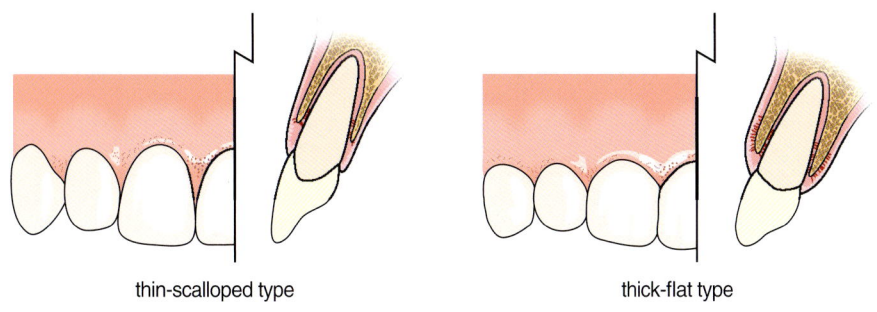

6-6 歯周組織の形態と特徴（Weisgold AS の分類）

### 歯周組織の性状とフィニッシュライン

歯肉縁下へのマージン設定においては歯肉のバイオタイプを認識することが必要不可欠となる．

健康な歯周組織の場合，骨のスキャロップと歯肉のスキャロップはある程度相似形をなしている．ただしその間の距離に関しては Kois が指摘するように3種類のパターンに大別される（6-5）．

low-crest type では歯肉縁の位置が不安定であるため，歯肉退縮やブラックトライアングルの危険性が高くなり，マージン設定においては審美的な問題に対する配慮が重要となる．それに対し high-crest type では，歯周組織としての安定性が高いが，フィニッシュライン設定の許容範囲は狭く，生物学的幅径を侵襲する危険性が高くなることから，歯周組織に対する生物学的な配慮に十分に留意する必要がある．

また Weisgold は，スキャロップの強さと歯肉の厚みにより thin-scalloped type と thick-flat type（6-6）に，Maynard は歯肉と歯槽骨の厚さにより四つのタイプに分類している（6-7）．type 1 と type 3 は付着歯肉が厚く，外来刺激に対する抵抗力が強いため歯肉退縮は起こりにくいが，type 2 や type 4 は機械的な刺激に対して不可逆的なダメージを生じやすく，縁下にマージン設定する際には細心の注意が必要である．特に付着歯肉の存在は歯周組織の反応を大きく左右する因子であり，歯肉縁下にフィニッシ

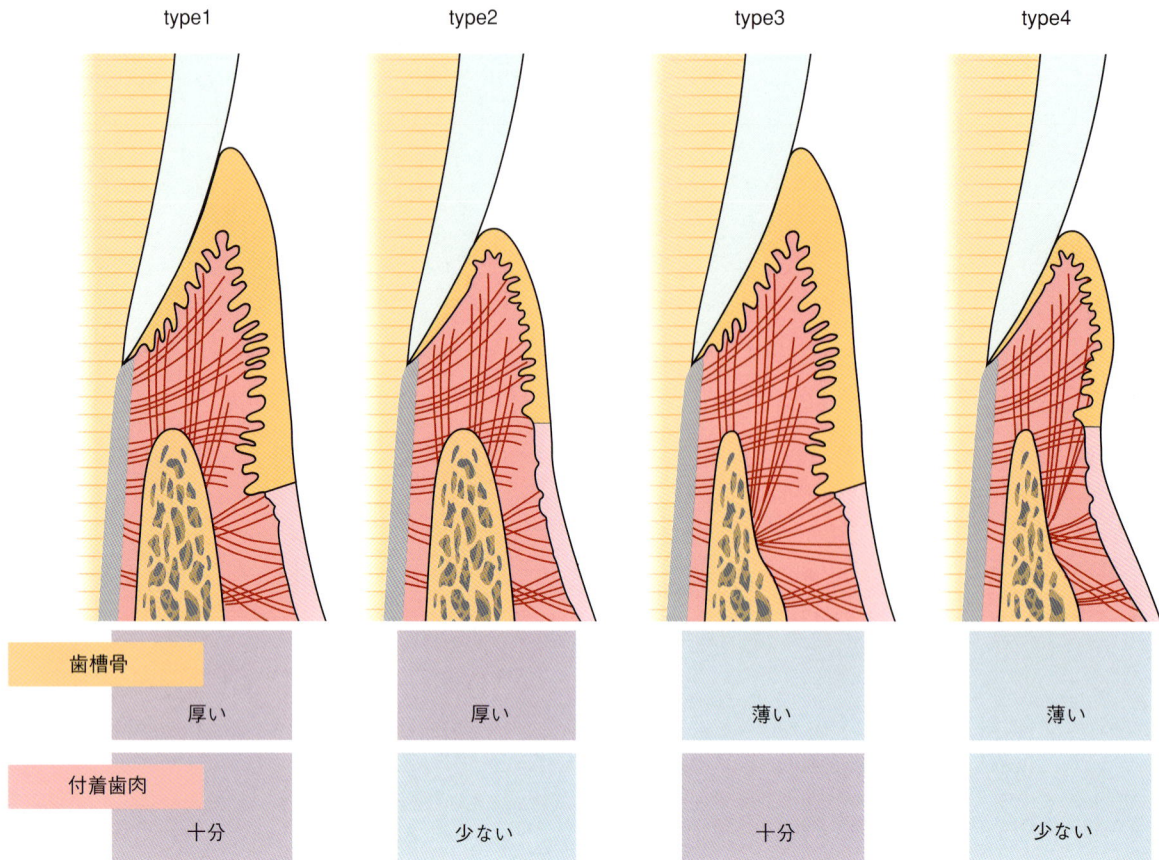

6-7　Maynardの分類(Maynard JG, 1979)

ュラインを設定する場合は，根面あるいは骨膜に裏打ちされた 2mm 以上の付着歯肉幅の存在が必要条件となる．

### 3 フィニッシュラインの設定方法

　フィニッシュラインの位置を決定するには，支台歯の条件と使用する材料，そして歯周組織の性状を十分に考慮しなければならない．

　歯肉縁下にフィニッシュラインを設定する場合，その深さの限界は基準としたい歯肉溝底部の位置が不安定であるため，骨頂の位置の診査が不可欠となる．そのうえで歯周組織の個体差を十分認識し，歯肉のスキャロップに沿わせ，骨頂から最低 2.0 ～ 2.5mm は離し，決して歯肉溝底部を越えないことを目安とするべきである．

　そのうえで歯肉の損傷防止と上皮付着保護を目的として，必ず歯肉圧排を行うべきである．ところが，Loe と Silness は圧排コードの挿入によって，上皮付着だけでなく結合織性付着まで破壊される危険性が常に存在すると示唆している．つまりどんなに慎重に扱ったとしても，歯肉縁下形成による歯周組織の損傷は，一時的に必ずあると考えなければならない．またコード挿入の状態では歯肉の形態が変化し，フィニッシュラインの位置が歯肉縁，あるいは歯肉溝底部からどの程度の位置にあるかの

判断がつかない．さらに遊離歯肉縁の位置は補綴物の歯肉縁下のカントゥアの程度によっても変わり，また前述したように歯周組織の性状によっても術後の歯肉の反応はさまざまである（6-8, 9）．

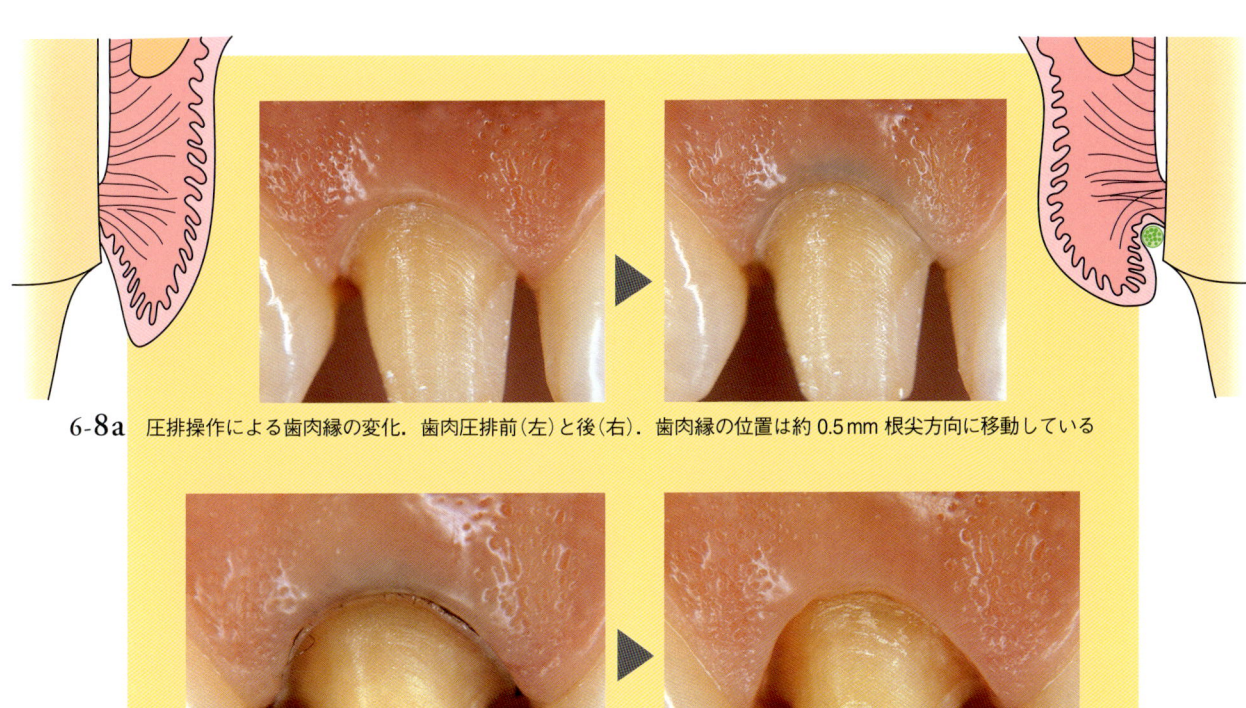

6-8a 圧排操作による歯肉縁の変化．歯肉圧排前（左）と後（右）．歯肉縁の位置は約0.5mm根尖方向に移動している

6-8b マージン形成直後（左）とプロビジョナルを装着して2週目（右）の状態

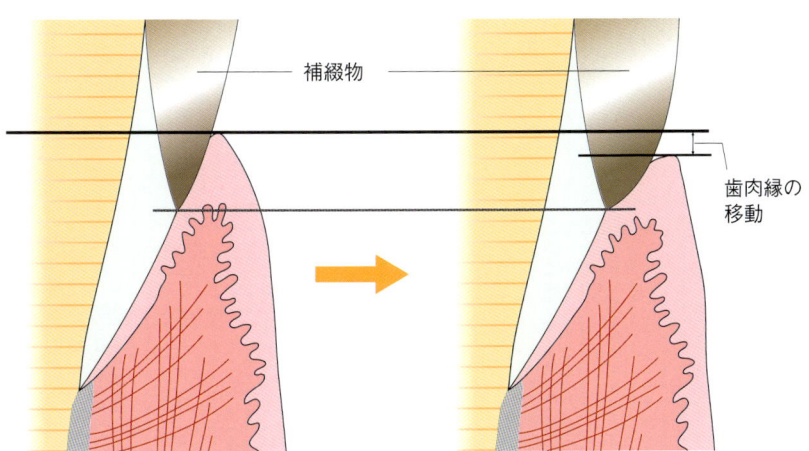

6-9 歯肉縁下の補綴物カントゥアの違いによる歯肉縁の移動

つまり支台歯形成直後に補綴物装着後の歯肉の形態・性状を正確に予測することは不可能であり，最終的なフィニッシュラインの設定位置は，適正な形態のプロビジョナルレストレーションを装着し，最低2週間は経過観察を行い，その位置が生物学的に，また審美的にも適正であると判断されたのちに決定されるものである（6-10）.

### 6-10 臨床状況に応じたフィニッシュラインの設定方法

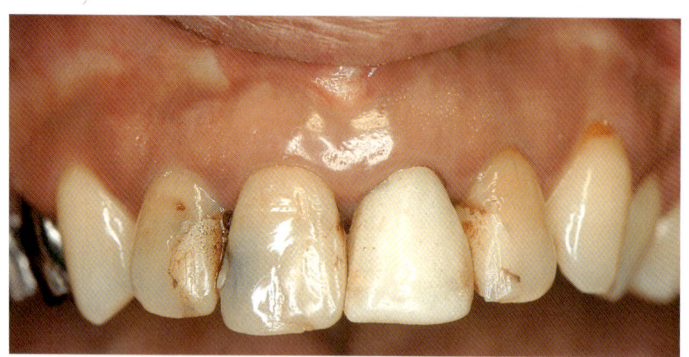

**a** 術前．2⊥3 にセラモメタルクラウンによる歯冠修復を計画．同一口腔内においても支台歯の条件・歯肉の性状はさまざまである．|2 は歯頸部の変色が強く歯肉縁下にマージン設定せざるをえない．|3 は歯肉が薄いが支台歯の変色が弱く，セラミックマージンを用いることにより歯肉縁ぎりぎりのマージン設定が可能である

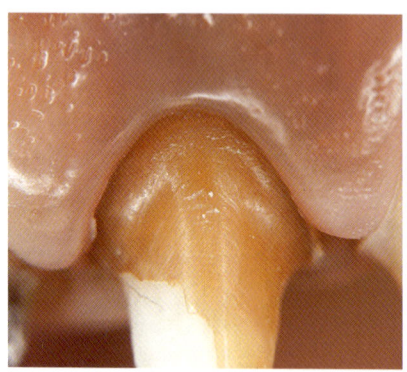
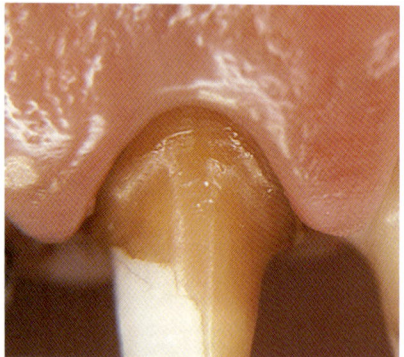

**b** |2 は歯肉縁下 0.5mm にフィニッシュラインを設定

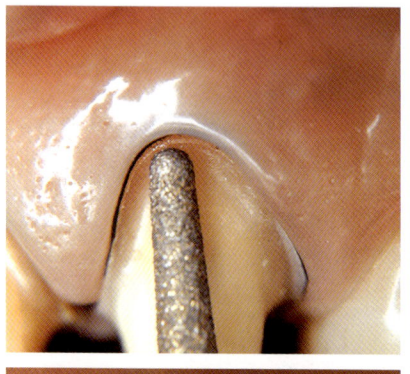
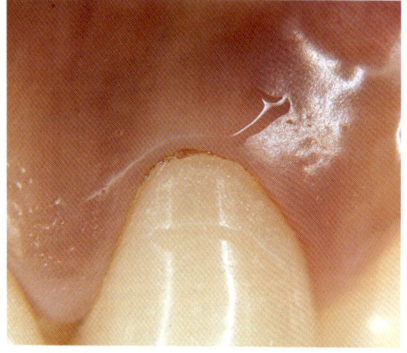

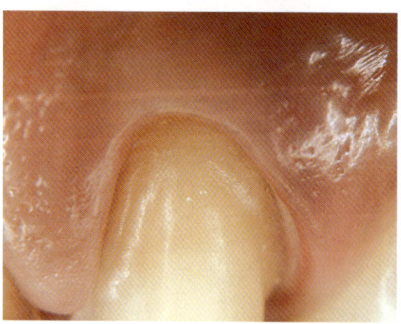
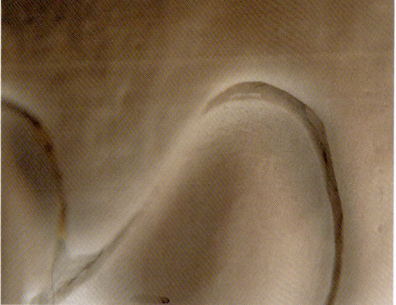

**c** |3 は歯肉が薄くリセッションもみられるため，なるべく縁上マージンとしたい．歯肉のスキャロップに沿った形成を行う．プロビジョナルによる経過観察で，審美的に許容できるフィニッシュラインの位置かを確認する．|3 のスキャロップの強い支台歯ではラインアングルのないアクセンチュエイティッドシャンファーを選択する（55ページ参照）

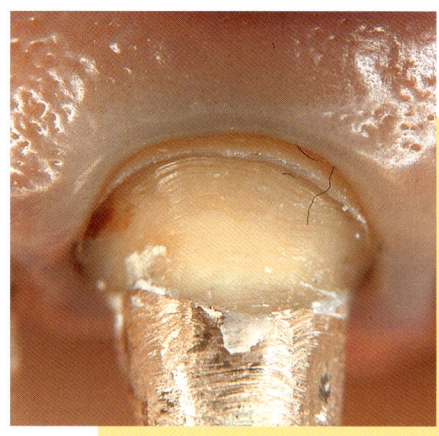
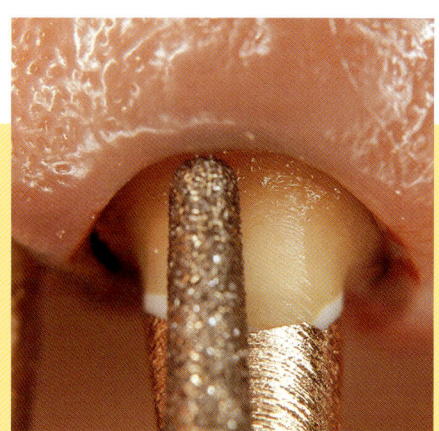
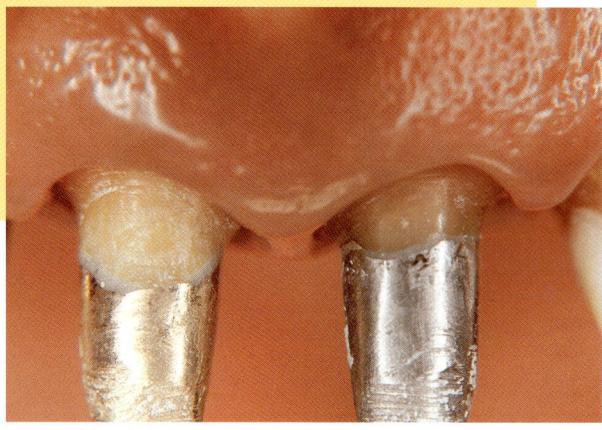

**d** 2|1 は歯肉縁下にマージンを設定することとした．両側中切歯のフィニッシュラインは，対称的な補綴形態作製のためにも可及的にシンメトリックに，なるべく同一レベルに設定する

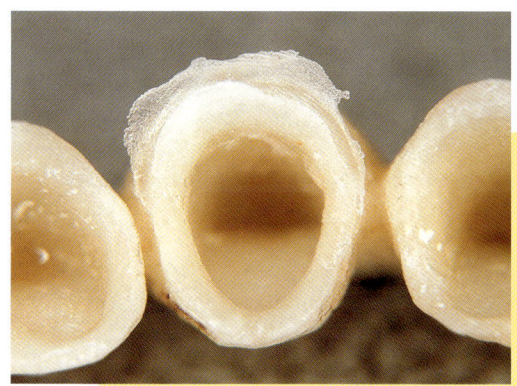
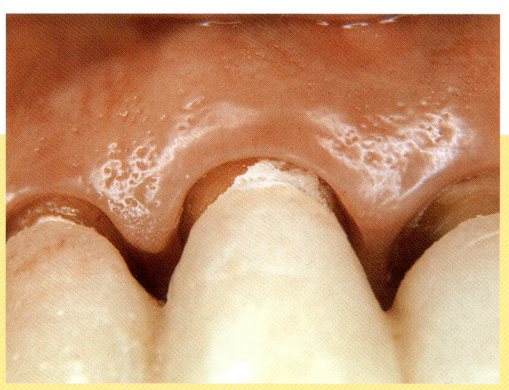
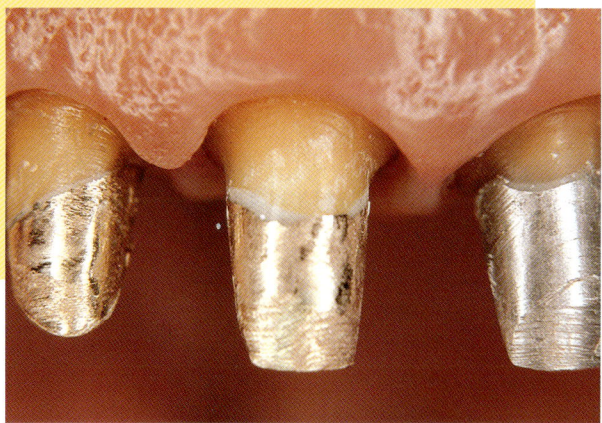

**e** リマージニングを行いプロビジョナルによる経過観察で生物学的に許容できるフィニッシュラインの位置であることを確認する

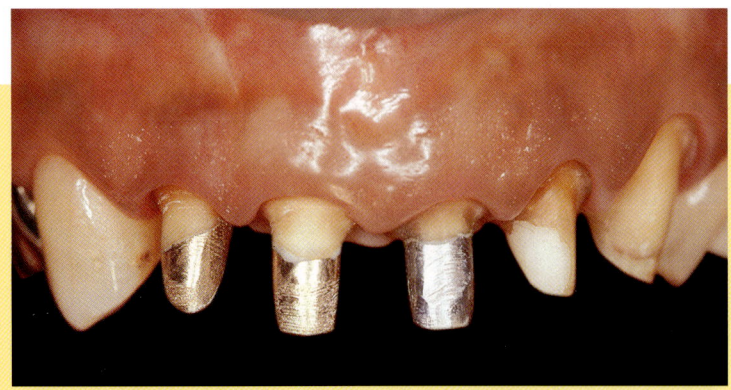

**f** 同一ケースでも臨床状況によりフィニッシュラインの設定位置は異なる

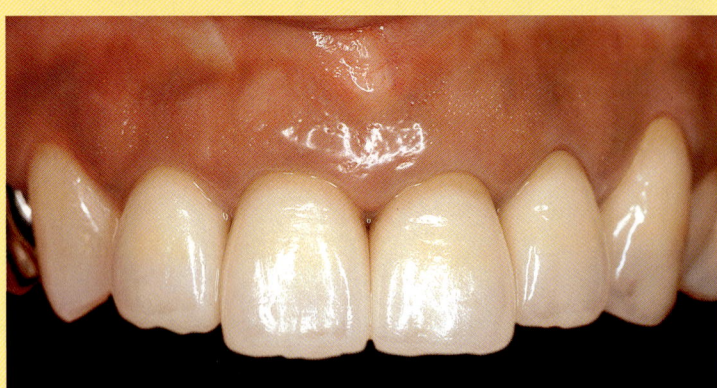

**g** 術後4年目．支台歯形成の終了とは削り終えた時点ではない．プロビジョナルによる観察でそれが審美的に，そして生物学的に妥当性があることが確認できた段階こそ最終支台歯形成といえるのである

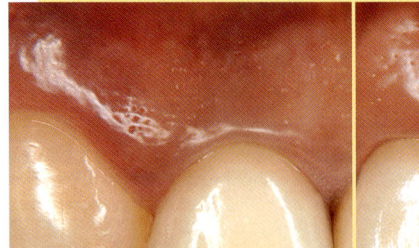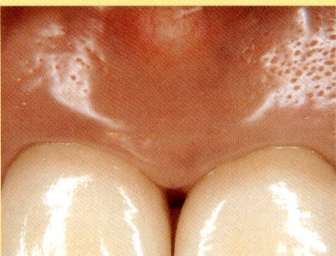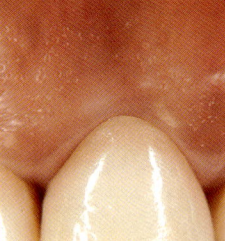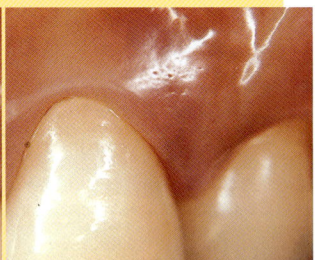

**h** 術後の審美的・生物学的評価．2̲1̲|1̲2̲ は歯肉縁下，|3̲ は歯肉縁ぎりぎりのマージン設定である

# 7 クラウンプレパレーションのための前処置
Pretreatment for crown preparation

最終的な支台歯形成の段階では歯周組織に炎症のないことが絶対的な条件となる．そのためには患者によるプラークコントロールが適切になされ，プロビジョナルの適合と形態が良好で，生物学的幅径を侵襲していない，ことが条件となる．

| 補綴物周囲の歯周組織を健康に保つための条件 |
| --- |
| 1. 患者による適切なプラークコントロール |
| 2. 補綴物の正確な適合と適切な形態 |
| 3. 正しいマージン設定位置 |

歯肉に炎症がある場合，これらの原因のどれに相当するのかを診査し，それぞれに応じた前処置が必要となってくる(7-1)．

### 7-1 プレパレーションの評価と原因除去

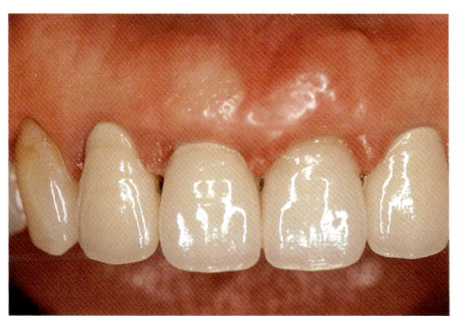

a 術前．辺縁歯肉の炎症，腫脹が著しい

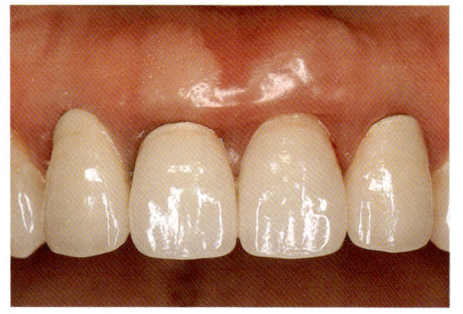

b 初期治療後1カ月．適切なセルフプラークコントロールにより，患者サイドの問題解決を図った

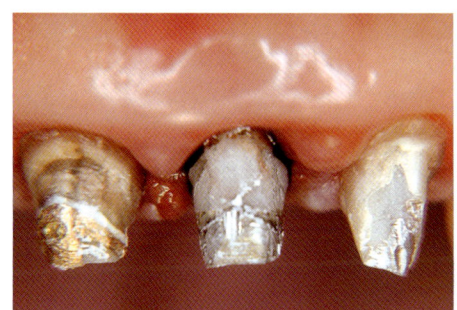

c 補綴物除去直後

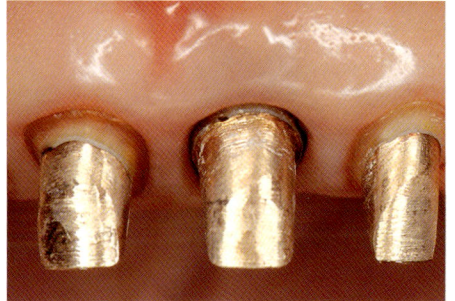

d プロビジョナル装着1カ月後．補綴物の問題（適合・形態）を解決することで炎症は改善した．フィニッシュラインの位置は生物学的幅径の侵襲がなかったと判断できる

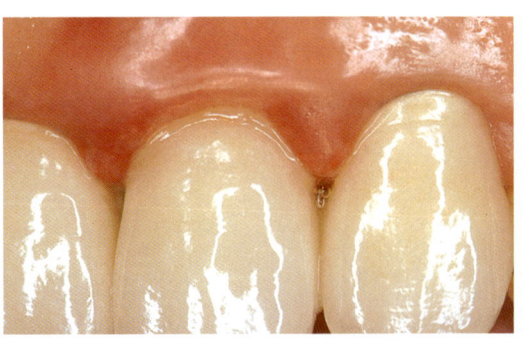
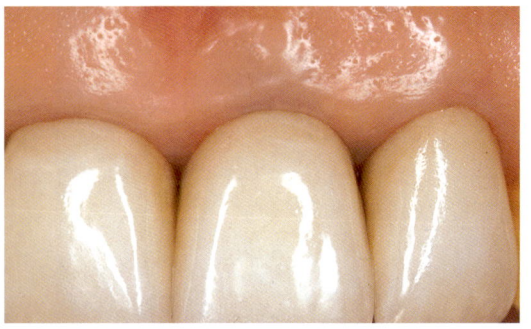

**e** 術前(左)と術後(右).マージンの適合と歯肉縁下カントゥアを変えただけで,歯周組織の健康を阻害しない条件が達成されている

## 1 補綴物と歯周組織との形態的調和: positive osseous architecture の獲得(7-2)

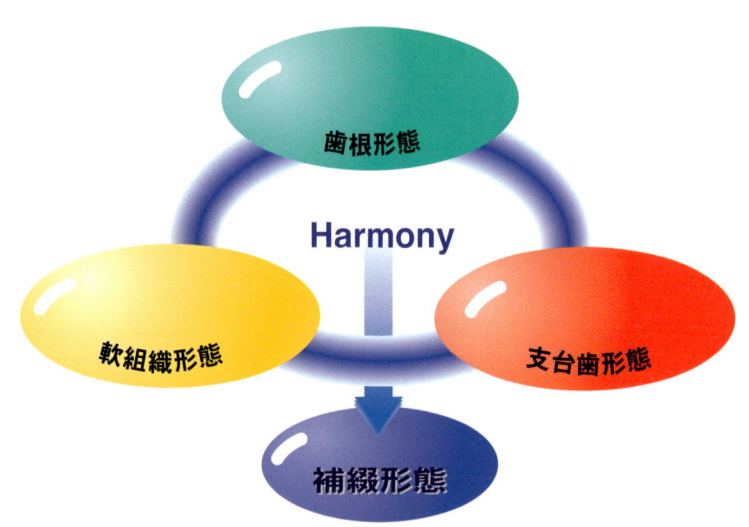

歯根形態・軟組織形態・支台歯形態,3者の整合性

　補綴物と歯周組織との調和は必須であるが,そのためには支台歯形成の段階でそれが達成されていなければならない.つまり軟組織形態を十分に考慮して支台歯形成を行う必要があり,そのためには裏打ちとなる骨形態の認識が不可欠である.

　すでに歯周疾患によって歯槽骨が破壊されているケースでは,硬組織を生理的な形態に改善する必要があり,このとき歯根形態に調和した骨整形,つまりパラボリックシェイプ,スキャロップ形態,隣接におけるドーム状骨整形,近遠心根間のフルーティングなどを行っていく.当然,軟組織は骨形態に沿って治癒するわけであるが,そのうえで軟組織形態に調和のとれた支台歯形成を行うことにより〈歯根形態・軟組織形態・支台歯形態〉,これら3者の整合性が獲得され,結果として歯周組織と補綴物との調和が達成されることになる.

## 7-2 歯根形態，軟組織形態と調和した支台歯形成

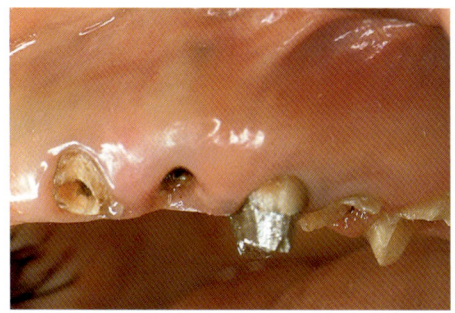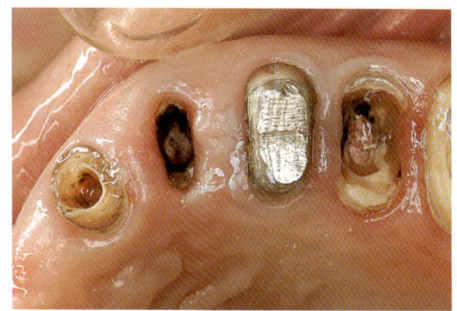

**a** 術前．歯肉縁下カリエスにより生物学的幅径が損なわれている．支台歯と骨との新たな関係を構築しなければならない

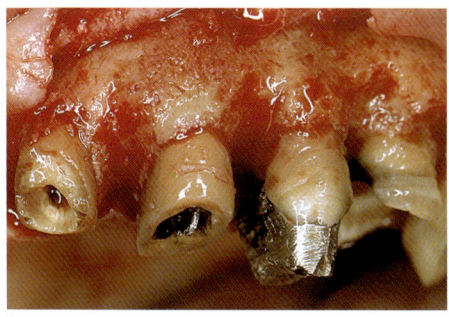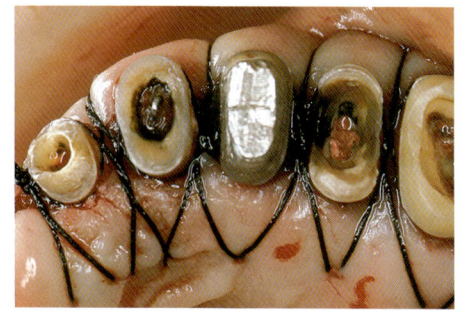

**b** 歯周外科は生物学的幅径の回復だけではなく，生理的歯槽骨形態（positive osseous architecture）の獲得も重要な目的となる

**c** 歯肉は骨の形態に沿った形に治癒する

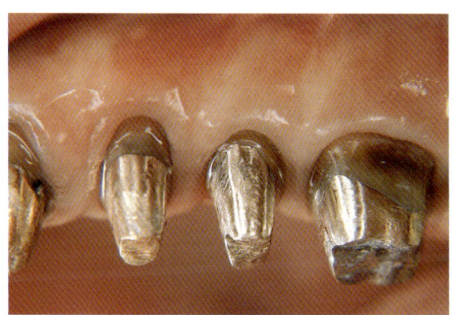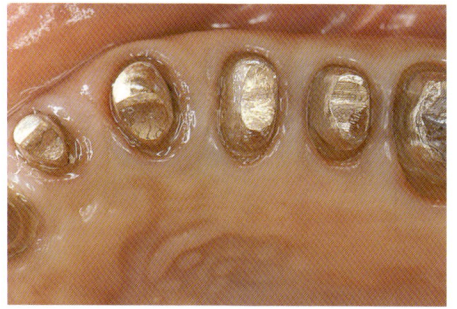

**d** 軟組織形態と同調性のある支台歯形成がなされることにより，歯根形態・軟組織形態・支台歯形態，3者の整合性が確立される．補綴物と軟組織との調和を得るためには，支台歯形成の段階からそれが達成されていなければならない

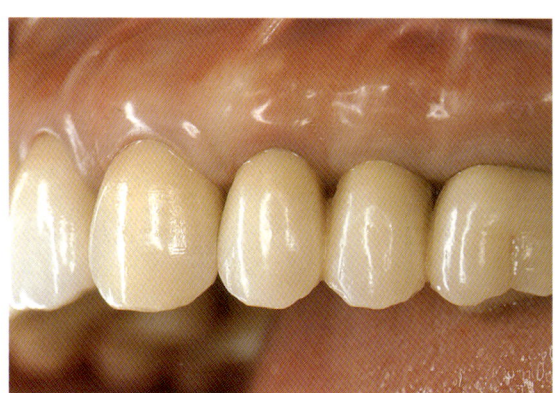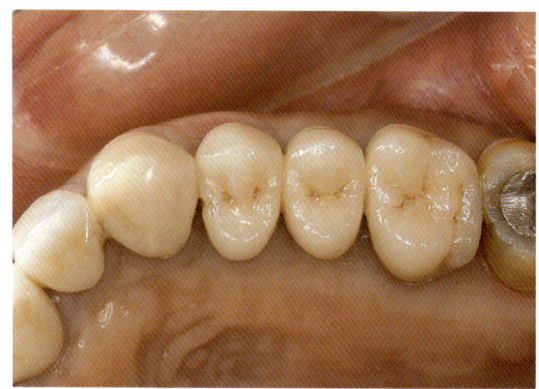

**e** 補綴物装着後．歯科技工士に対して最終補綴形態の想像力をかきたてる支台歯形成を行うことが重要である

### 2 歯肉縁下カリエスのための前処置：臨床歯冠長延長術(7-3)

　歯肉縁下カリエスあるいは骨縁下カリエスが存在する場合，生物学的幅径の回復とフェルールの獲得を目的とした前処置すなわち歯冠長延長術が必要となる．

　臨床歯冠長延長術には矯正的挺出 (extrusion) と歯周外科およびそのコンビネーションがあるが，その選択にあたり大切なことは，やみくもに挺出・骨削除を行うのではなく明確な指標 (7-3h) をもち，健全歯質を必要量獲得したうえで，可及的に**骨の総量を失わずに効率的にボーントポグラフィを整える**，ことを念頭におかなくてはならない．

　また，このように apically positioned flap を行った場合の支台歯形成では，歯周組織が high-crest type となるため，歯肉縁の位置は比較的安定するもののフィニッシュライン設定の許容範囲がきわめて狭くなり細心の注意が必要となる．また歯冠長が長くなるため，平行性に十分に留意し，最終的な支台歯形成の段階では連結の必要性の有無が確認されていなければならない (7-3i)．

#### 7-3 矯正的挺出と歯冠長延長術によって生物学的幅径を回復した症例

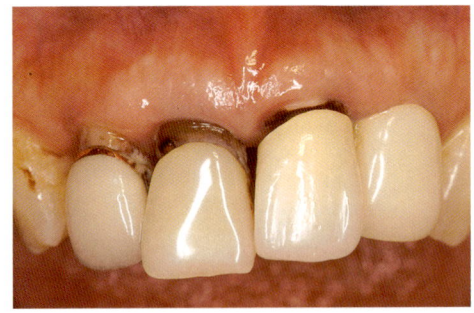
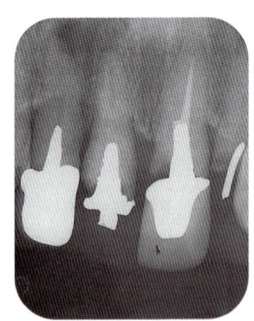

**a** 術前

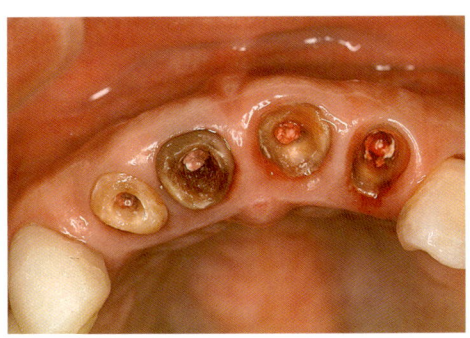
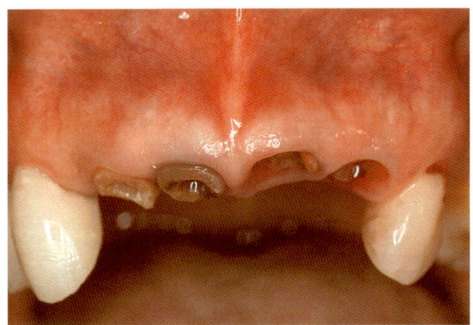

**b** 補綴物を除去．歯肉縁下カリエスを認める

**c** 両側中切歯の健全歯質の位置に垂直的なディスクレパンシーが存在する

| 歯肉縁下カリエスに対する補綴前処置 |
|---|
| a. 歯肉切除<br>b. 矯正的挺出（extrusion）<br>c. 歯周外科<br>　　a, b, c のコンビネーション |

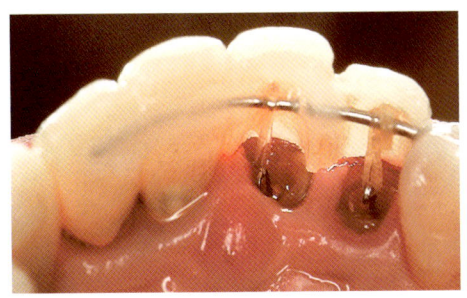

d　必要量だけ矯正的挺出，骨の削除量を最小限に抑える

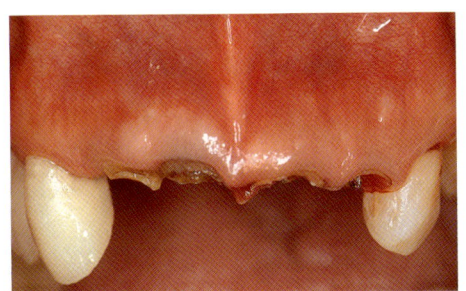

e　健全歯質の位置がそろい，矯正的挺出が終わったところ

| 骨整形の原則と目的 |
|---|
| ・ボーントポグラフィを整える<br>・生物学的幅径の回復<br>・フェルールの獲得<br>・生理的な歯槽骨形態の獲得 |

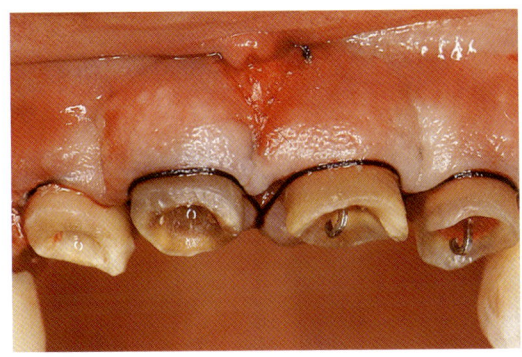
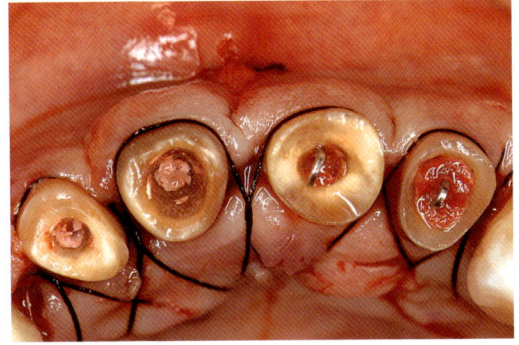

f　歯周外科終了時．骨の総量を可及的に失わずに目的をもった骨整形を行う

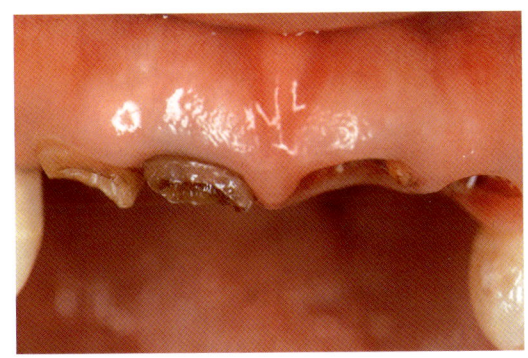
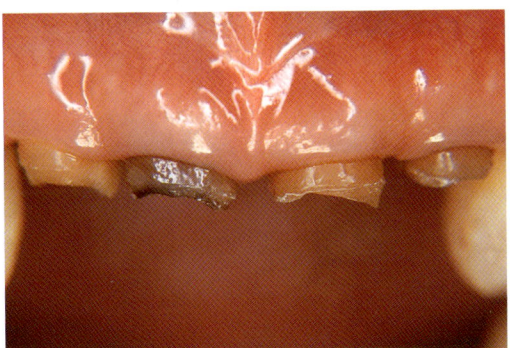

g　術前（左）と歯冠長延長術後 3 カ月（右）

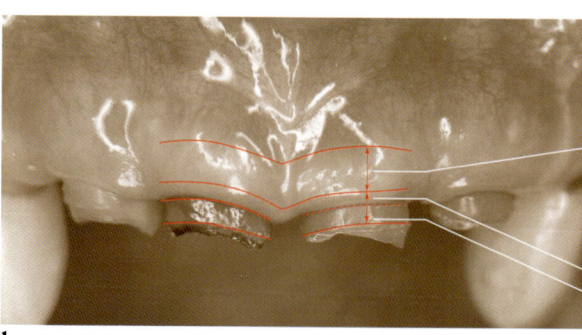

**h** 歯肉縁上 1mm の健全歯質を獲得．縁下 0.5mm にマージン設定することによりマージンから 1.5mm の健全歯質（フェルール）と，骨頂から 2.5mm の距離（生物学的幅径）を回復．外科手技そのものはこの関係を成立させるための単なる機械的作業である

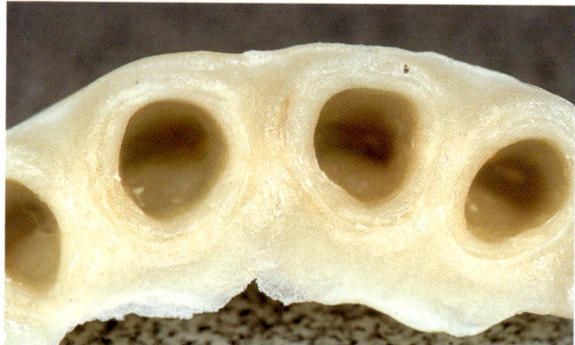

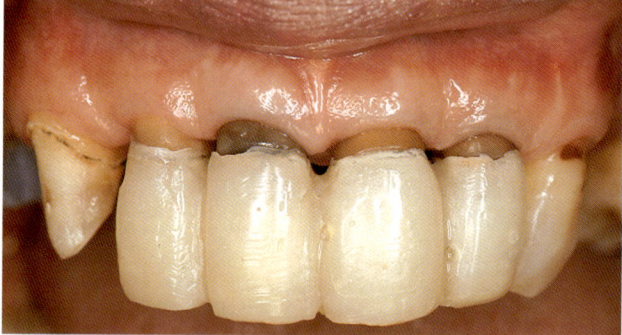
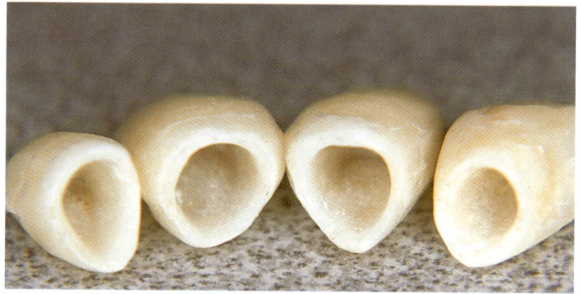

**i** 動揺度は生理的範囲内であるが，歯冠/歯根長比が 1：1 のため連結固定するか否かのボーダーケースであり，また high-crest のためフィニッシュライン設定位置の許容範囲が狭い．プロビジョナルによる十分な観察期間を通して支台歯平行性の決定と，フィニッシュライン設定位置が生物学的・審美的に適正であることの確認を行う

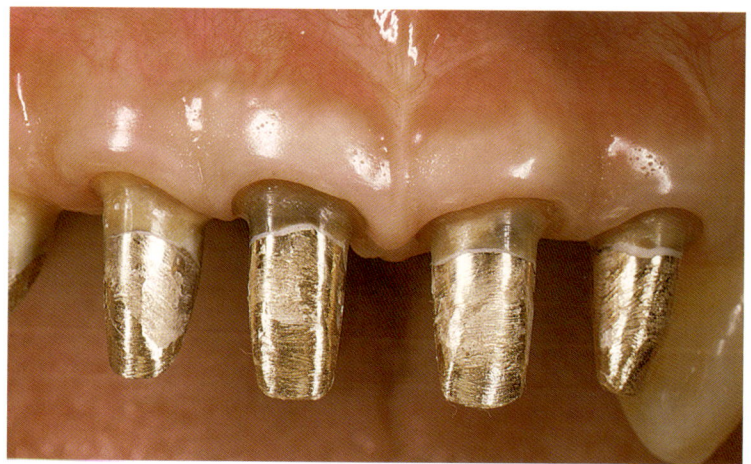

**j** プロビジョナルレストレーションによる十分な観察と評価・確認を経て得られた最終的な支台歯形態

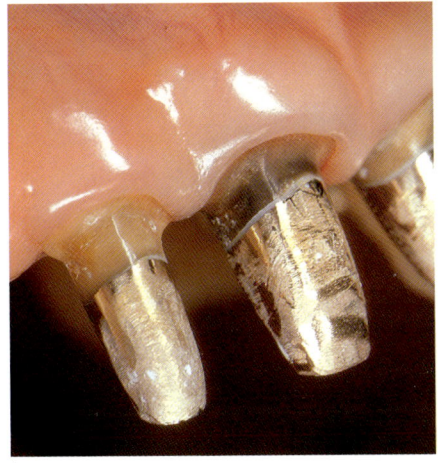 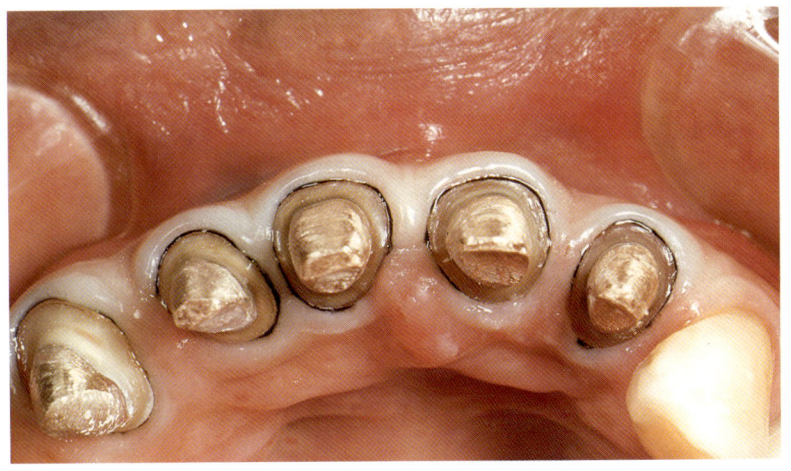

**k** 最終支台歯形成処置．最終的な補綴を見すえた歯周外科および支台歯形成がなされ，歯根形態・軟組織形態・支台歯形態の3者の整合性が図られている

**l** 印象時の圧排

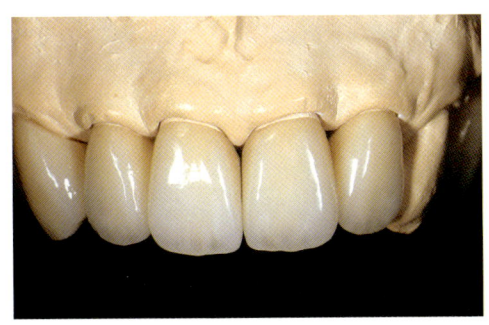 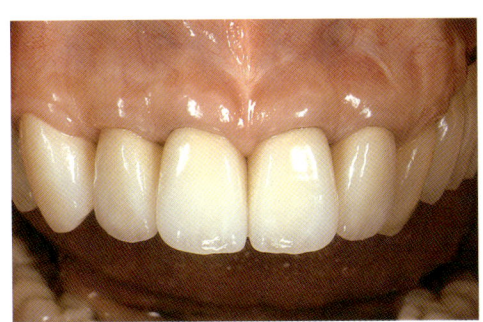 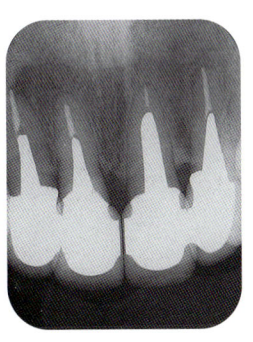

**m**

**n** 補綴物装着後と術後のX線写真（右）

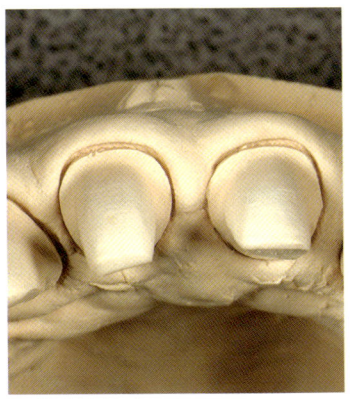 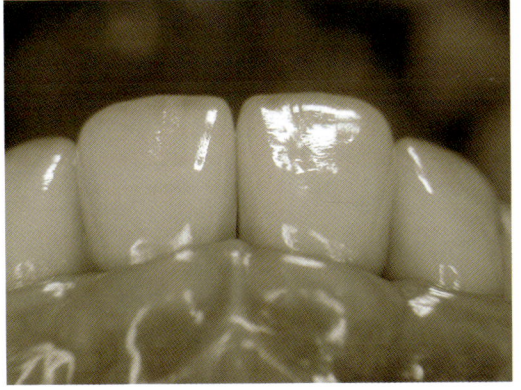

**o** 最終形成後のマスター支台歯模型．唇側軸面の3面形成，マージンの連続性と均一な幅，歯肉との同調性が得られている

**p** 軟組織と形態的調和のとれた歯冠形態を得るには，歯周外科および支台歯形成の段階から最終補綴物の形態が明確にイメージできていなければならない

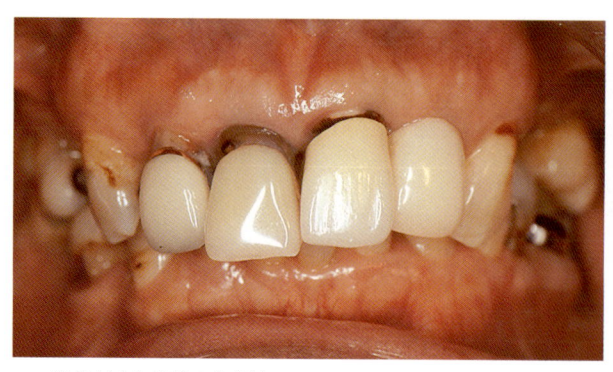 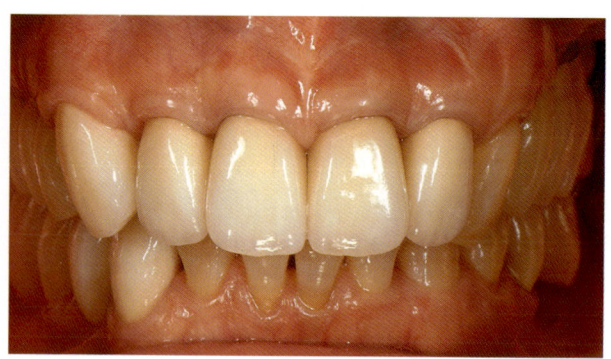

**q** 術前(左)と術後 2 年(右)

### 3 生物学的幅径回復のための前処置：歯周外科における審美的配慮(7-4)

　歯肉は歯周外科を行った場合，その術式によって異なった治癒後の形態をとる．そのため治癒後の形態を予測し，治療目標に応じた外科手技の選択が求められる．

　従来の歯周外科はできるかぎり歯肉溝を浅くし，長い上皮性付着をつくらないことを原則としていた．このような外科の術式は生物学的には安全性が高いものの，歯冠長が長くなりまたブラックトライアングルを生じる危険性が高くなる．審美的な補綴物を作製するうえで困難な状況(high-crest type)を生んだ．たしかに臼歯部では優先的な方法であるが，今日エステティックゾーンにおいて，すべてのケースにおいて許容されるものではない．補綴的要件を満たすための歯周外科というのは生物学的要件，構造力学的要件(フェルールの獲得)だけでなく審美的な要件も満足させなければならない．この場合(normal または low-crest type)の支台歯形成では歯肉縁の位置が比較的不安定となるため，フィニッシュラインの設定位置および適切な歯肉縁下カントゥアを確認するためのプロビジョナルによる十分な観察期間と慎重な評価が必要となる．

## 7-4 治療目標に応じたクラウンプレパレーション

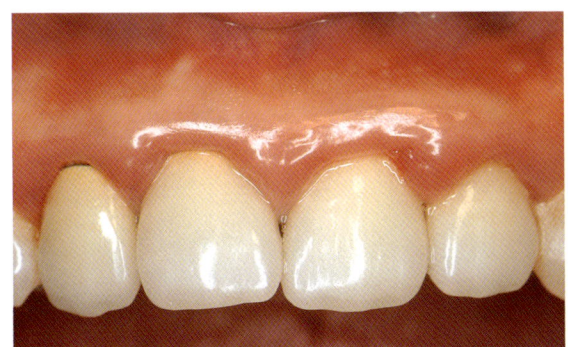

a 術前．歯肉の炎症の原因が何か，診査・診断が最も大切である

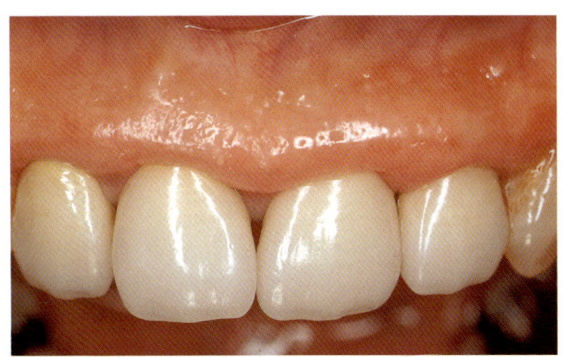

b 初期治療後1カ月．徹底したプロフェッショナルクリーニング後の状態．患者サイドの問題解決の努力はされたが，プロービング時の出血を認める．この段階で初めて補綴処置に原因があることが判定できる

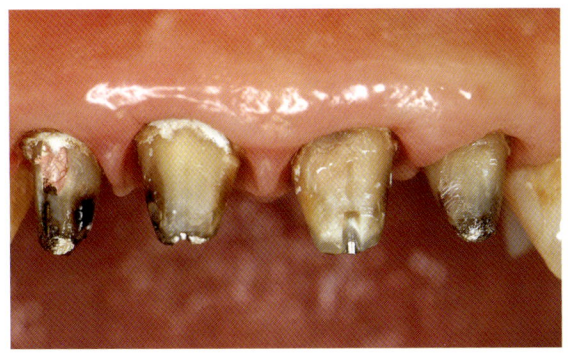

c 補綴物を除去．フィニッシュラインが生物学的幅径を侵襲している．外科処置が必要であると判断される

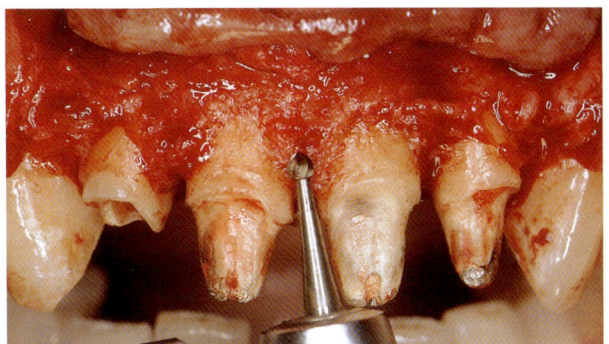

d 十分なフェルールが存在するので，生物学的幅径の回復が外科処置の主な目的となる

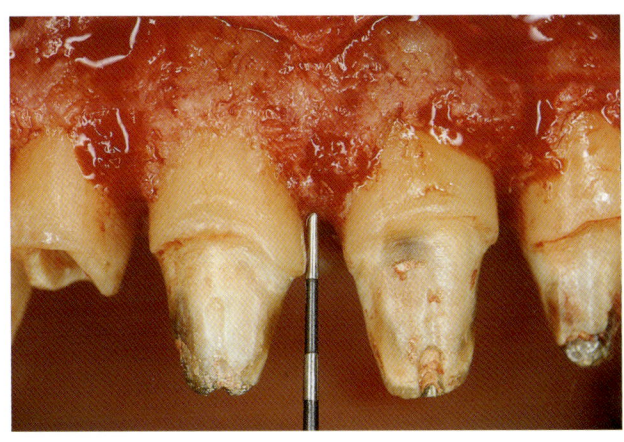

e 想定されるクラウンマージンから約2.5mmの位置に骨頂を設定する

**BIOLOGY**
(biologic width 2.5mm)
+
**STRUCTURE**
(ferule 1.5mm)

77

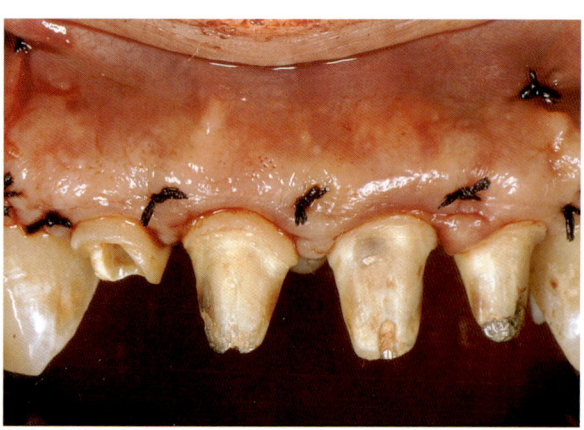
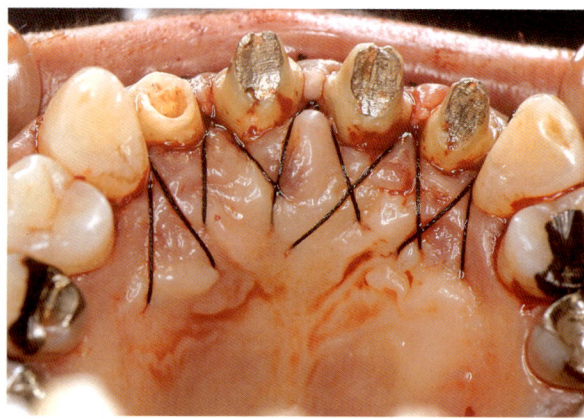

**f** 審美的要件を満たす位置に歯肉弁を設定する．前歯部では一定の歯肉溝が必要であり，Kramer らの提唱する歯周ポケット除去（pocket elimination）は必ずしも適応とはならない

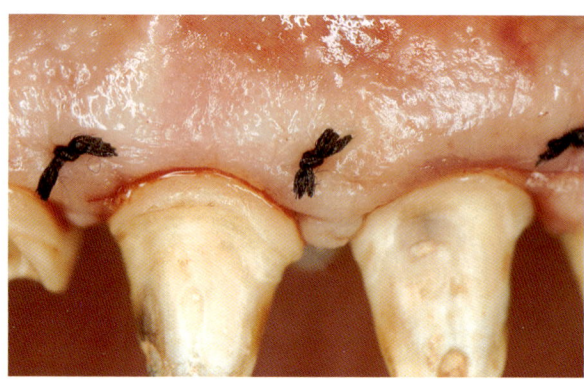
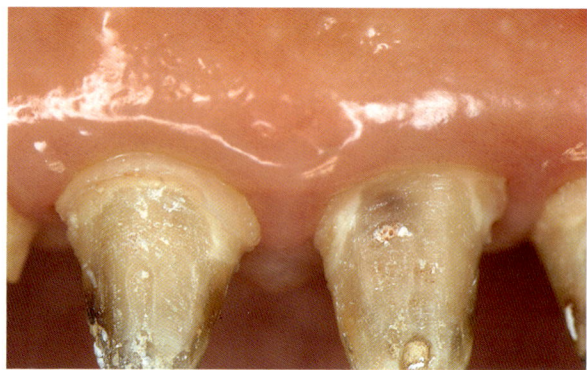

**g** 歯周外科直後と 3 カ月後の比較．外科処置時に目標設定したとおりの位置に歯肉が治癒している

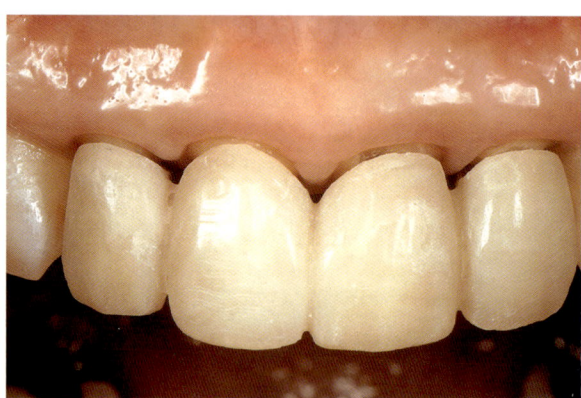
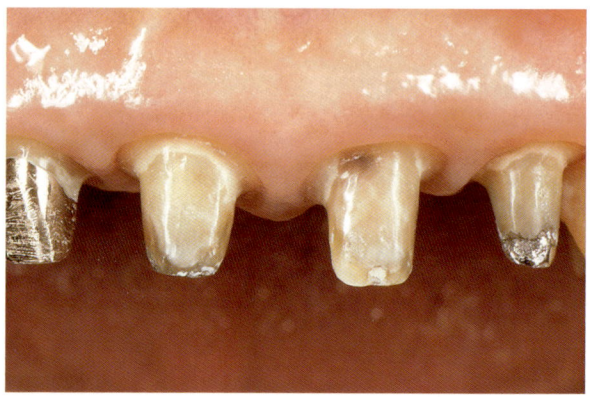

**h** normal あるいは low-crest type の支台歯形成では，フィニッシュラインの設定位置および適切な歯肉縁下カントゥアを確認するためのプロビジョナルによる十分な観察期間と慎重な評価が必要である

**i** 歯周外科後 6 カ月．プロビジョナルレストレーションによる観察と確認を経て得られた最終的な支台歯形態．決して従来の歯冠長延長術のように支台歯長が長くなっていない

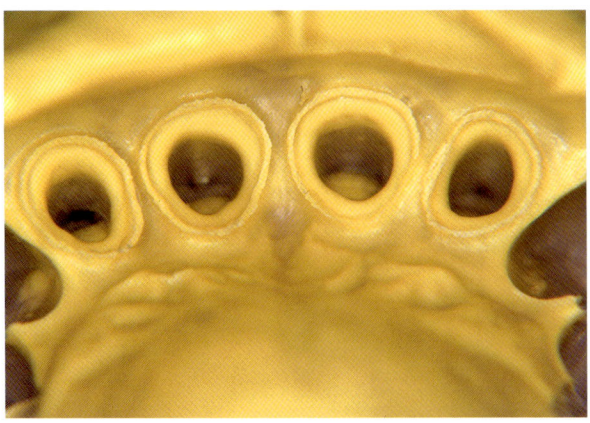
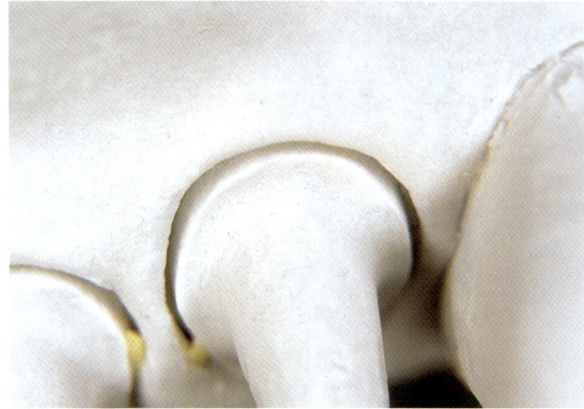

**j** 印象で大切なことは，プロビジョナルの適合と適切な形態，そして正しいマージンの設定位置である

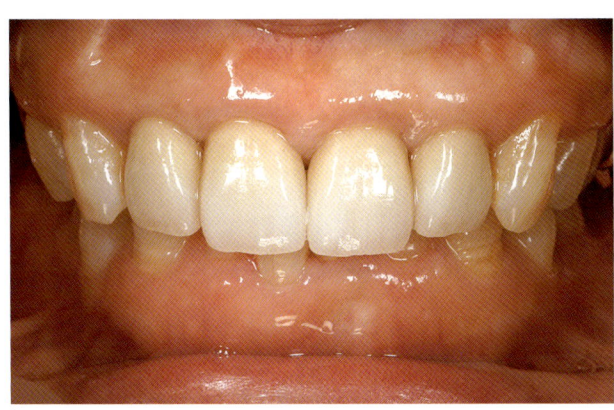
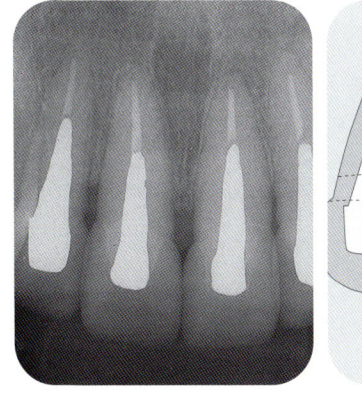
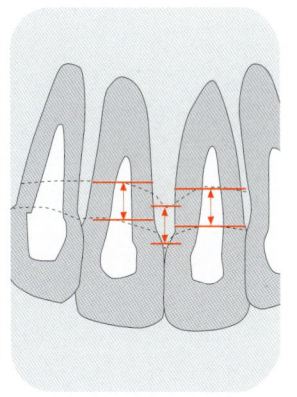

**k** 補綴物装着後（プロセラオールセラミッククラウン）

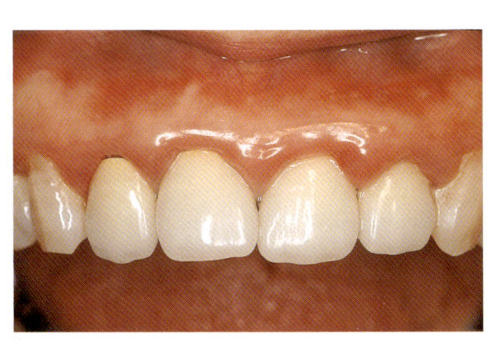
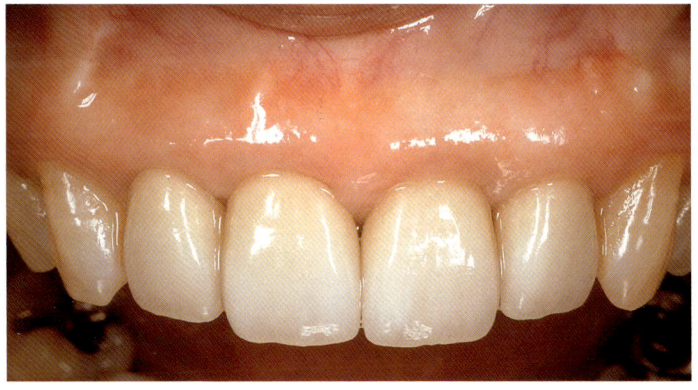

**l** 術前（左）と術後2年（右）．切端の位置はやや長くしたが，歯肉の位置は全く変化させていない．変化したのは骨頂の位置だけである

クラウンプレパレーション

# 3

# 印象採得の前処置と印象

Pretreatment for impression taking and impression

歯周組織と調和した予知性の高い歯冠修復物を製作・装着するためには歯肉縁下に設定された支台歯フィニッシュラインと歯冠修復物が所定のレベル以上の適合精度を獲得するとともに歯周組織に対して為害作用を生じさせないクラウンカントゥアが設定されることが必要不可欠である．そのためには，鮮明な最終印象が採得されている必要があり，また，それを採得するための歯肉圧排は非常に重要な処置となる．

　そこで，本項では，満足のいく印象を得るために考慮すべき重要な上記の要素と，さらに，その大前提でありながら軽視されがちな要素である歯周組織のコントロールについて解説する．

# 1 前処置としての歯周組織のコントロール
Control of periodontal tissue as pretreatment

　最終印象採得に移行できる状態とは，歯周組織の炎症が十分にコントロールされ，かつ支台歯形成がほぼ終了してプロビジョナルレストレーションの形態的調和が図られている状態である．Lindheらは，歯肉に炎症性細胞の浸潤があるとプローブの先端はポケット底部を越えて侵入するが，適切な治療によって炎症性浸潤が消退するとプローブに対して抵抗するようになり，ポケット上皮の底部までは達しなくなると述べている．これは，炎症のコントロールが不十分なままに圧排コードを挿入すると上皮付着深部さらには結組織付着をも破壊することになり，術後の持続的炎症，歯肉退縮などさまざまなトラブルを引き起こし，装着される修復物の予知性が著しく低くなることを示唆している(1-1)．

　歯周組織の反応は多様であるため，印象採得の2〜3週間前に，歯肉圧排下でフィニッシュラインの位置，形態を決定し，経過観察後に印象採得に移行するといった過程を経れば，予期しない歯肉の反応にも対応できる．さらに，歯肉圧排による侵襲を最小限に抑えるためにも，このような手順を経ることが非常に有効である(1-2)．

## 1-1 歯周組織のコントロールが不十分な場合

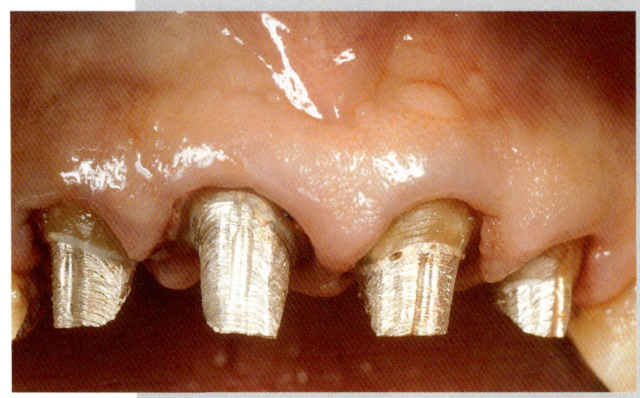

**a** 辺縁歯肉の炎症のコントロールが不十分であるとともに、歯間乳頭部は、プロビジョナルレストレーションの不適合も影響しているのであろうが、コル状を呈している。このような状態では、圧排コード挿入時の出血とともに、容易に上皮付着を侵襲した深い位置に圧排コードが挿入されてしまうために、鮮明な印象採得を得ることは不可能である

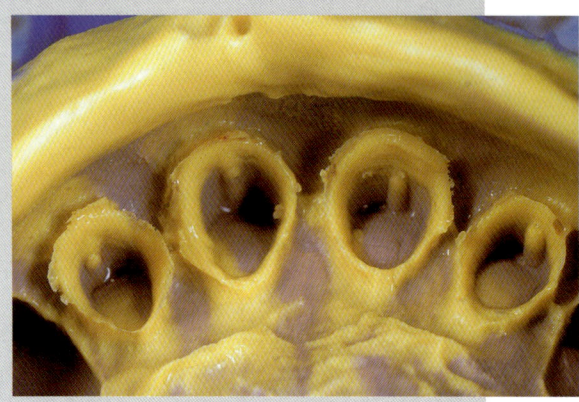

**b** 前処置が不十分なため印象の要件を満たしていない不鮮明な印象面

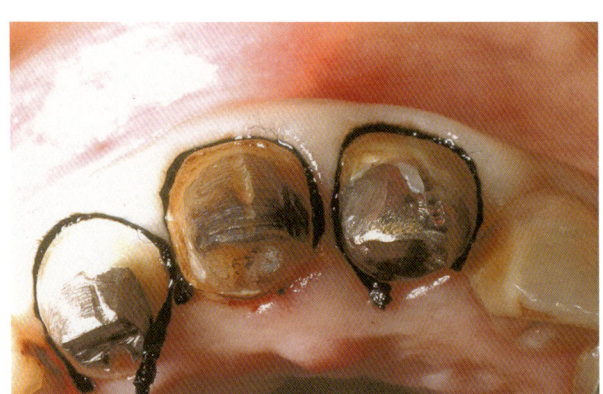

**1-2a** 不適合修復物除去後、圧排コードを挿入し不良な支台歯を再形成し、プロビジョナルレストレーションを装着

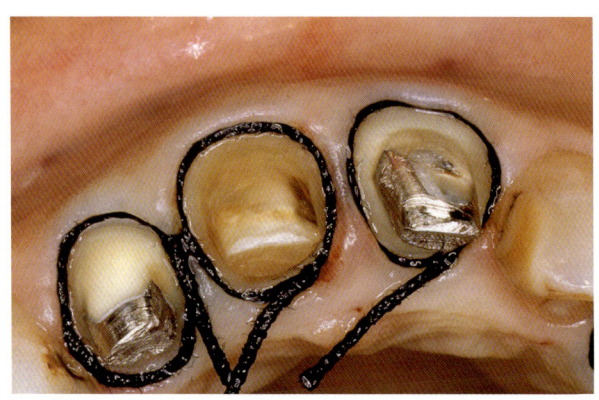

**1-2b** 良好になった歯周組織に圧排コードが挿入された状態

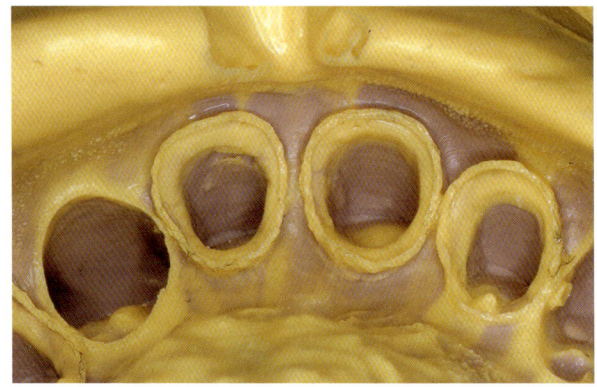

**1-2c** 鮮明な印象採得が容易に可能である

# 2 歯肉圧排
## Gingival retraction

　歯肉圧排の目的は，印象採得を正確なものとするためにフィニッシュライン全周の歯肉を水平方向に押し広げ，また垂直方向に押し下げ，かつ出血や滲出液が抑制された状態をつくり上げることである．この手技自体は決して難しいものではない．しかし，審美領域においては支台歯の歯周組織の健康保全と審美性が大切な要件であるために，圧排操作後の炎症の発現や歯肉退縮などの問題を確実に避けなければならない．このため，歯肉圧排による一時的な機械的，化学的侵襲を最小限の生理的範囲内に抑えなければならない．

　すなわち，圧排操作において重要なことは，印象が具備すべき要件を達成するとともに，歯周組織に対して不可逆性の変化を生じない生物学的要件を考慮した適切な圧排コードの選択と歯肉溝内への挿入を行うことである．

### 1 歯肉圧排法の選択と考慮事項

　フルクラウンの印象は次の形状を正確に写し取っていなければならない．

> **フルクラウンの印象に求められる情報**
> ・歯の硬組織形成面
> ・軟組織（辺縁歯肉，歯間乳頭歯肉，歯槽堤粘膜）
> ・フィニッシュライン
> ・フィニッシュライン下の歯根面

　特に，フィニッシュライン下の歯根面 1mm 前後の印象は，歯冠修復物を装着したのちに歯周組織に対して為害作用を及ぼさず，また審美的な歯肉の創出を成し遂げるために必須である（2-1）．すなわち，歯冠修復物の歯肉縁下クラウンカントゥアを付与し，歯肉縁上の歯冠形態を決定するための重要なポイントであり，印象採得の目的がここにあるといっても過言ではない（2-2）．

　これまで，歯肉圧排法としては，圧排コードによる 2 重圧排を行い，直前にコードを 1 本撤去したのちに印象採得する方法が推奨されてきた．この方法は，フィニッシュラインとフィニッシュライン下の歯根面の鮮明な印象採得を目的とするには最も優れているが，歯周組織に対しては侵襲が非常に大きい．しかし，現在は印象材の品質向上もあり，また歯肉の部位による性状の違いと歯肉溝の深さの違いを考慮して，その状況に応じた圧排コードの種類，本数の選択，挿入方向を選ぶことが望ましい

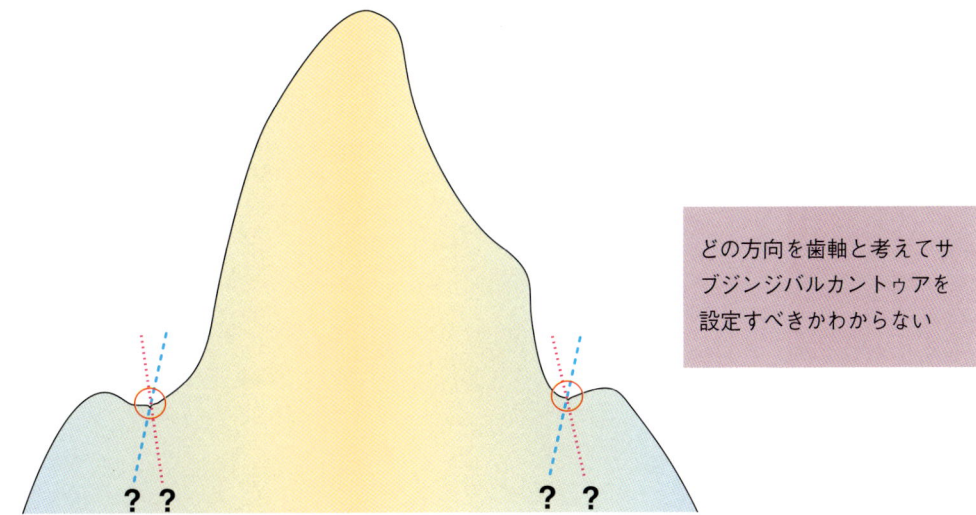

**2-1** 歯根面の印象の重要性
(小濱忠一:特集 健康な歯周組織を侵襲しない歯冠修復物を製作できる印象. 補綴臨床, 34(3): 245, 2001 より)

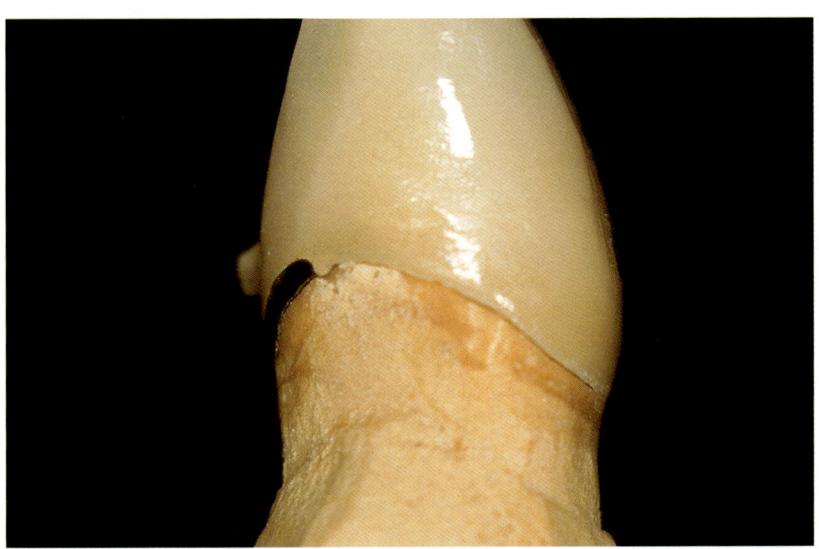

**2-2** 1-2で印象採得された支台歯模型に適合した修復物. 歯根面の印象が採得されているため歯周組織に対して為害作用を及ぼさない歯肉縁下カントゥアの設定が可能である

とされている.
　すなわち歯肉縁下印象面の確実な再現性を前提としたうえで, 考慮すべき次のような要素がある.

①抵抗性が弱く歯肉退縮を生じやすい唇側歯肉に対する為害作用の軽減
②歯肉溝の深さは, 1歯の周囲でも部位により 1.0〜3.0mm の違いがあるため, 部位による特異性を診査すること
③症例によっては歯肉縁上の歯冠形態を回復するために隣接面フィニッシュラインを歯肉縁下 1.0〜1.5mm に設定しなければならないこと

## 2-3 抵抗性の劣る薄い歯肉に対する歯肉圧排

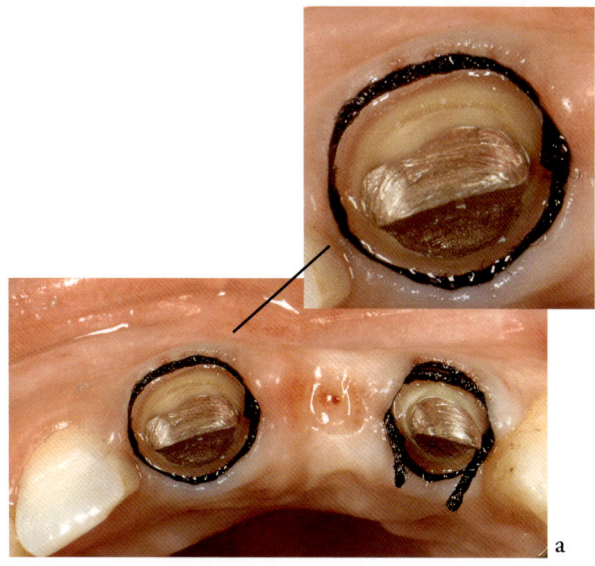

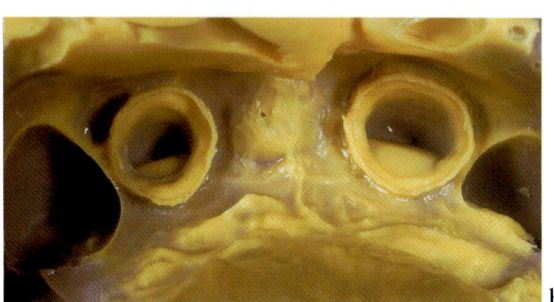

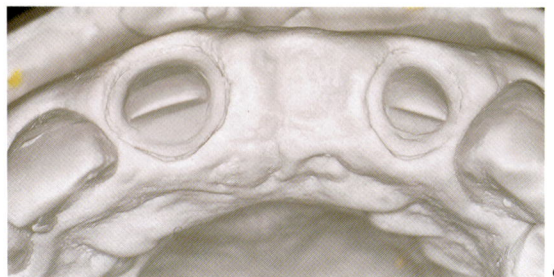

**2-3** 1⎤は1重圧排，⎣2は隣接面のみ2重圧排法（a）．印象面（b）と作業模型（c）．印象の四つの要件が達成されている

## 2-4 抵抗性のある歯肉に対する2重圧排法

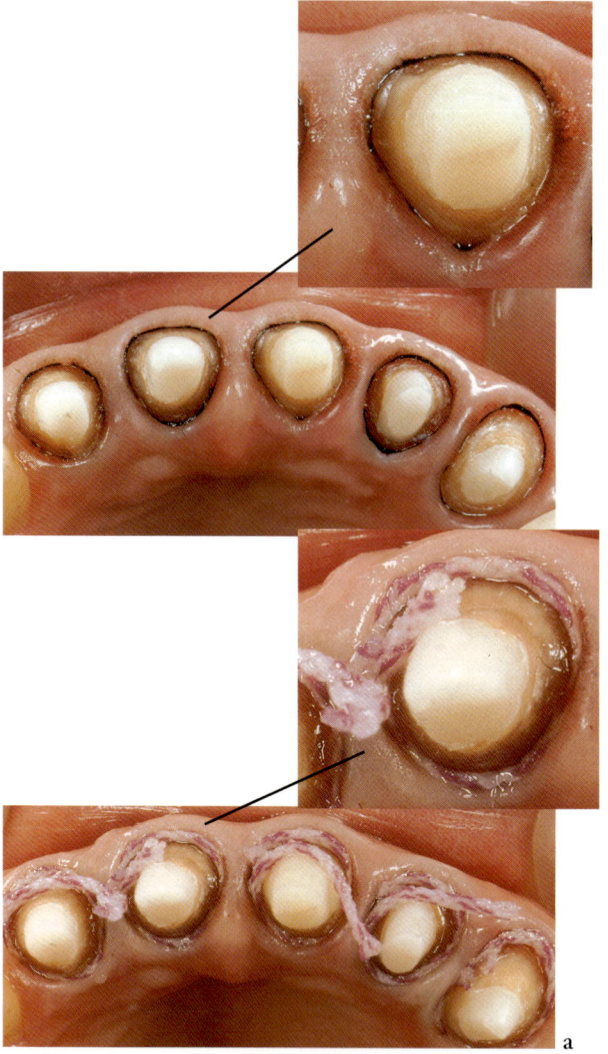

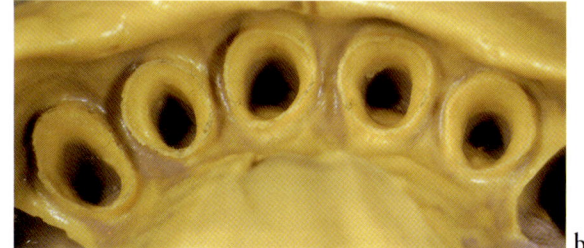

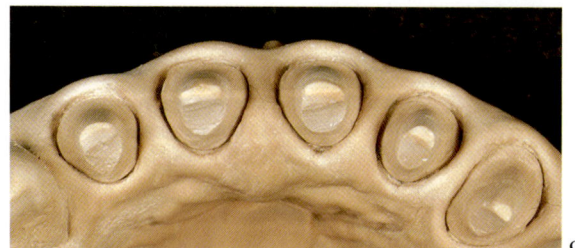

**2-4** thick-flat type の歯肉に対してはこのように2重圧排が適している（a）．印象面（b）と作業模型（c）．印象の四つの要件が達成されている

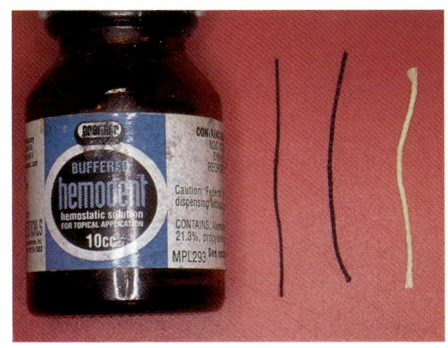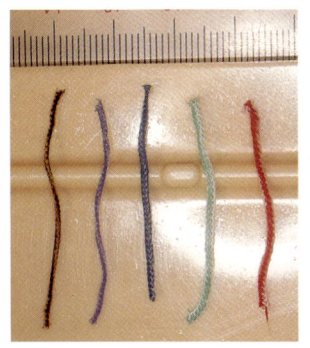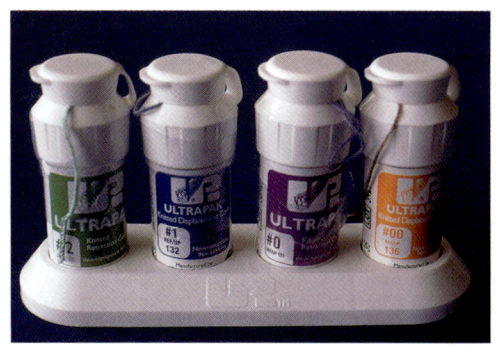

2-5 圧排コードと血管収縮剤．左は血管収縮剤含有のヘモデント溶液と左から直径 0.3，0.5，0.8 mm のコード．右はニットタイプ（編み糸）の ultrapak（Ultradent Products 社）

　これらの要素を圧排操作に組み込むと，部分的に 2 本の圧排コード（唇側は 1 本，隣接面は 2 本）を使用する方法が効果的であり，特に thin-scalloped type の歯肉（2-3）の場合にはこの方法を選択すべきである．一方，一般的に抵抗性が強いといわれる thick-flat type の歯肉の場合は，2 重圧排法（2-4）を採用するというように，歯肉の性状と形態，フィニッシュラインの設定位置によって方法を使い分けるべきである．

### 2 圧排コードの選択

　圧排コードは，綿糸が操作性に優れている．また使用する圧排コードの直径は，Albers によれば，弾性印象材を使用して鮮明なフィニッシュラインを採得するには歯肉の水平方向への圧排量が 0.5 mm は必要であると述べていることからも，直径約 0.5 mm 以上の太さを基準とする．
　実際の印象採得にあたっては，2 重圧排用の 1 次コード用として，0.5 mm よりも細いものと歯肉の抵抗性が大きいケースに備えて，太いものをあらかじめヘモデント溶液に浸しておく（2-5）．

### 3 印象採得の方法

　印象採得の手順を，要点とともに箇条書きで示す（2-6）．
①血管収縮剤を十分に染み込ませた圧排コードを，プロービングと同等の軽微な圧により，隣接面から挿入を開始する（2-7）．
②インスツルメントの挿入方向は，歯根面に沿った方向とし，圧排コードを回転させるようにして歯肉溝に挿入していく．歯軸方向への挿入は，歯周組織の損傷をまねくおそれがあるため避けなければならない（2-8）．
③圧排コードは，フィニッシュラインの真横に位置するように，隣接面→舌側→隣接面，最後に唇側の順に挿入していく．この順に従って圧排コードを歯肉溝内に挿入していけば，薄い唇側歯肉溝内への挿入は最後となるため，圧排コードを確実に安定した状態で歯肉溝内に保持できる（2-9a～c）．
④1 次圧排コードの挿入が終了した状態を一度評価し，圧排コードが

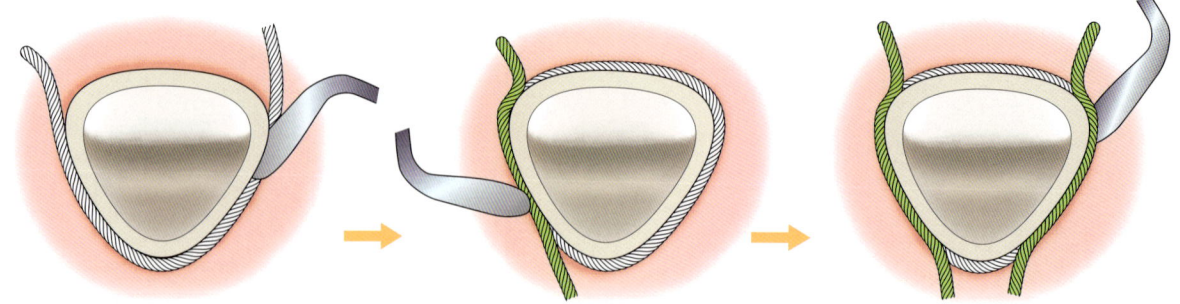

**2-6** 圧排コードの挿入順序
薬液を十分にしみ込ませた圧排コードを，フィニッシュラインの真横に位置するように近心から舌側，遠心，そして最後に唇側の順で挿入していく．薄い唇側歯肉溝内への挿入は最後になるため，確実に安定した状態で歯肉溝内に保持できる
（Chiche GJ：Esthetics of anterior fixed prosthodontics. Quintessence, Chicago, 1994）

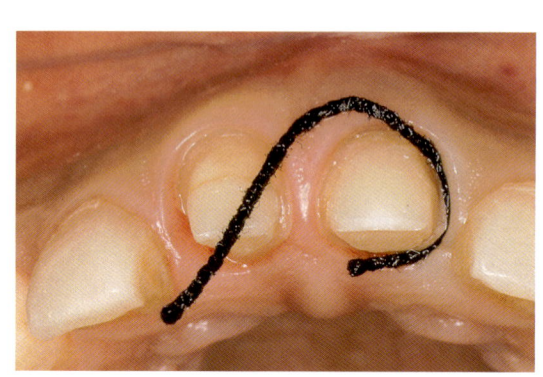

**2-7** 圧排コードは，隣接面から挿入を行う

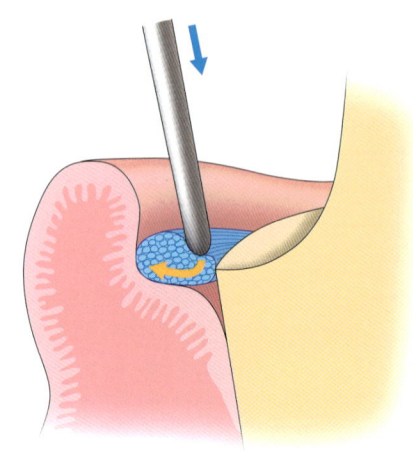

**2-8** 圧排コード挿入時のインスツルメントの操作方法と方向．インスツルメントの圧はプロービング時と同様に軽く，歯根面に沿って圧排コードを回転させるようにして挿入する

　直視できない部分には2次圧排コードを挿入し，支台歯全周のフィニッシュラインとコードが直視できる状態をつくりだす（**2-9d**）．
⑤印象材は，フィニッシュライン下の歯根面の印象がちぎれないように，硬化後に硬度の高い親水性付加型シリコーン印象材を選択する．
⑥必要時間7〜10分経過後，圧排コードを撤去し，歯肉が水平方向に押し広げられていることを確認後，歯肉溝内を軽く洗浄し血管収縮剤を洗い流したのちに乾燥する（**2-9e**）．
⑦シリンジチップの先端を歯肉溝内に向けて，インジェクションタイプの印象材が途切れないように全周填入後に，軽くエアブローを行い歯肉溝内に印象材をいきわたらせ，再度印象材を填入する．
⑧印象材硬化後のトレーの撤去は，支台歯の植立方向に向かって一挙に行う．

## 2-9 圧排の手順

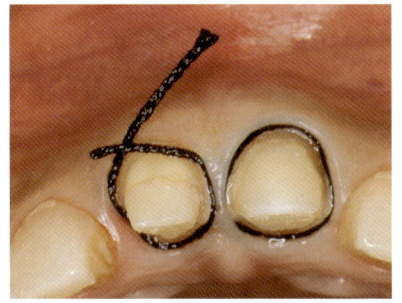

a 挿入が難しく，不安定で繊細な操作を必要とする唇側は最後の挿入とする

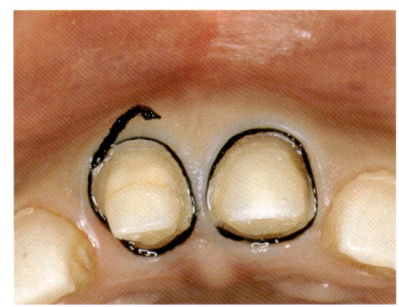

b 1次圧排コード挿入終了時の状態

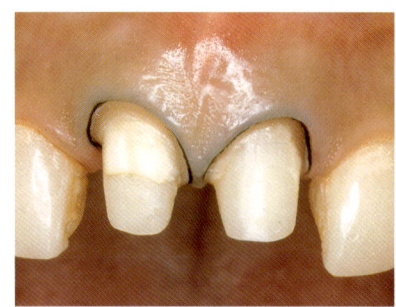

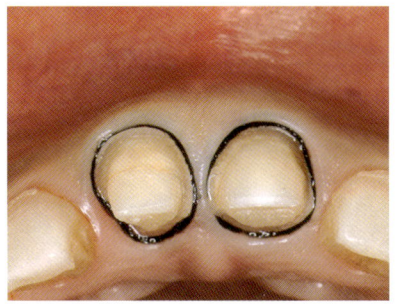

c 1次圧排コード挿入終了時の状態

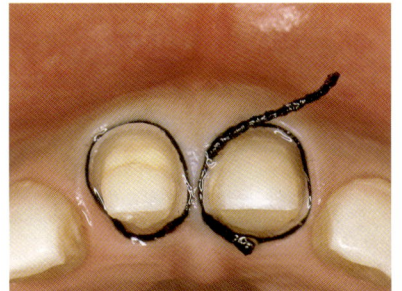

d 1次圧排コードが直視できない⊥の近心隣接面には2次圧排コードを挿入する．この状態で，歯肉は乾燥させず湿潤させて7〜10分間待つ

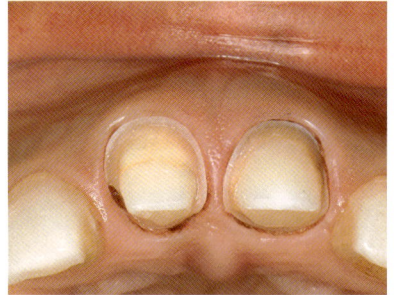

e 約10分経過後に圧排コードを撤去した状態．歯肉は，水平方向に0.5mm以上押し広げられている

## 2-10 採得された印象面

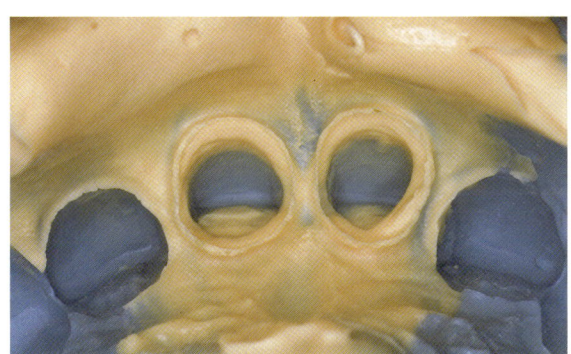

a 支台歯全周にわたるフィニッシュラインとその直下歯根面の印象が得られている

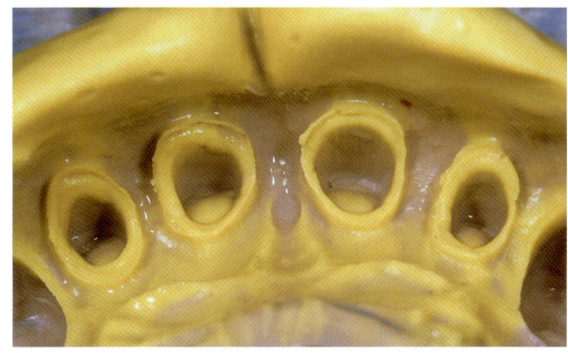

b 唇側の印象は良好であるが，隣接歯根面の印象は不良である

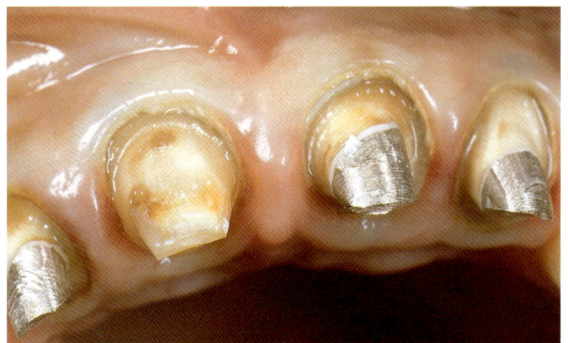

c bの原因は，唇側と隣接面の解剖学的特異性の考慮不足に起因しており，圧排コードの挿入方向と圧，そして位置が適切でないことによる

## 4 印象の評価ポイント

　印象の評価としては，まず対象となる支台歯を含めた残存歯が気泡の混入なく印記されていることを確認する．特にレギュラータイプとインジェクションタイプの連合による印象の場合，その境界となる部位に気泡が発生することがあるので注意が必要である．さらに，細部における確認事項としては，フィニッシュラインが全周にわたりちぎれることなく連続性をもって印記されているかどうかという点，そしてフィニッシュライン下の歯根面が印記されているかどうかという点である．これらの確認は，拡大鏡またはマイクロスコープを用いて行うことが望ましい（2-10）．

　印象採得が終了したら，歯肉圧排による化学的，機械的侵襲を緩和するために歯肉溝内を十分洗浄する（2-11）．

　2-12 は採得した印象から得られた石膏模型である．

### 2-11 印象採得後の支台歯の状態

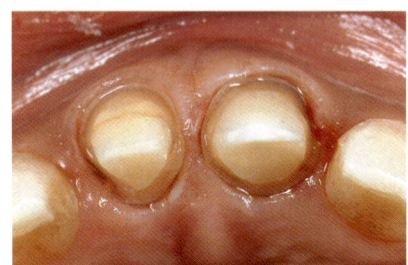
a　生物学的許容範囲の侵襲であれば歯肉形態は約2週間後には回復する

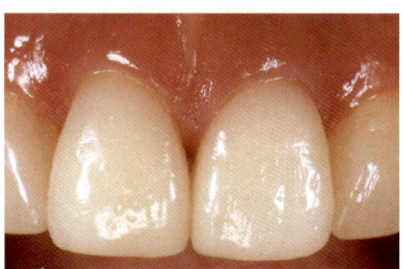
b　2週間後の状態．適切な圧排操作とプロビジョナルレストレーションのリマージニングによって歯肉は回復している

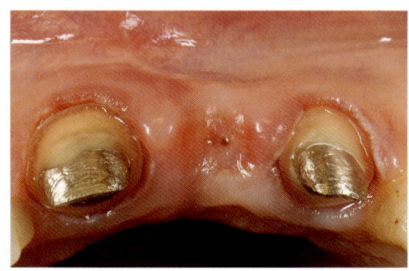
c　生物学的限界を越えてしまった場合は，辺縁歯肉は貧血を起こし回復に時間を要するか，歯肉退縮を引き起こすこともある

### 2-12 印象から得られた模型

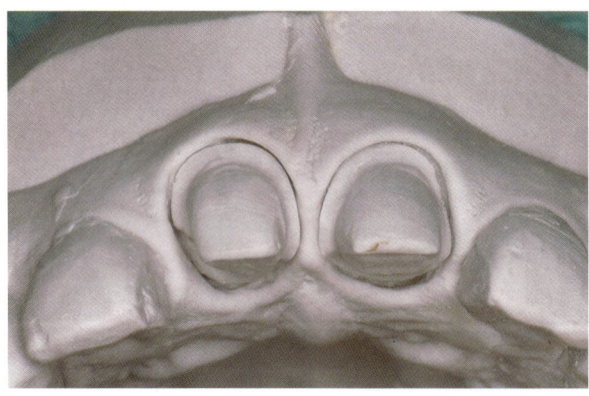
a　石膏模型の状態．明瞭なフィニッシュラインとその直下歯根面の印象が採得されている

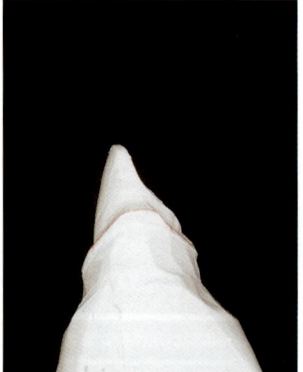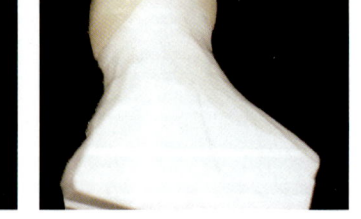
b　歯根面の印象が採得されているため，適切なサブジンジバルカントゥアの設定が容易である

# 3 プレパレーションのガイドライン
Guideline for preparation

　プレパレーションに起因する問題の多くは，歯周組織の保全を十分にはかることができないことである．したがって，ここでは，プレパレーションのガイドラインのなかでも，主に歯周組織とフィニッシュラインとの関係に焦点を絞って整理する．

## 1 生物学的幅径を考慮したフィニッシュラインの設定位置

　健康な歯周組織における歯槽骨辺縁上の軟組織がなす幅についての生物学的幅径（biologic width）の概念（防御機構）を考慮することは，補綴治療を生物学的に成功させるために不可欠である．また Günay は，クラウンの隣接フィニッシュラインを生物学的幅径の範囲内に位置させた場合の歯周組織の健康を経過観察した臨床研究において，フィニッシュラインを生物学的幅径を侵して設定した場合は，歯間乳頭部の出血指数，プロービング値を有意に増加させ，歯周組織の健康が損なわれたと報告している．したがって，審美性の回復に注意をはらいながらも，生物学的幅径を侵襲しない位置，すなわち歯肉溝内にフィニッシュラインを設定することが基本原則となる．

　このことを前出の 1-1 に当てはめて説明すると，支台歯形成時にフィニッシュラインを歯肉縁下深く設定してしまい修復物が装着されると，生物学的幅径が侵襲されて上皮付着部が失われるために，マージン周辺に炎症性反応が引き起こされ，付着の喪失が根尖方向に進行して歯周ポケ

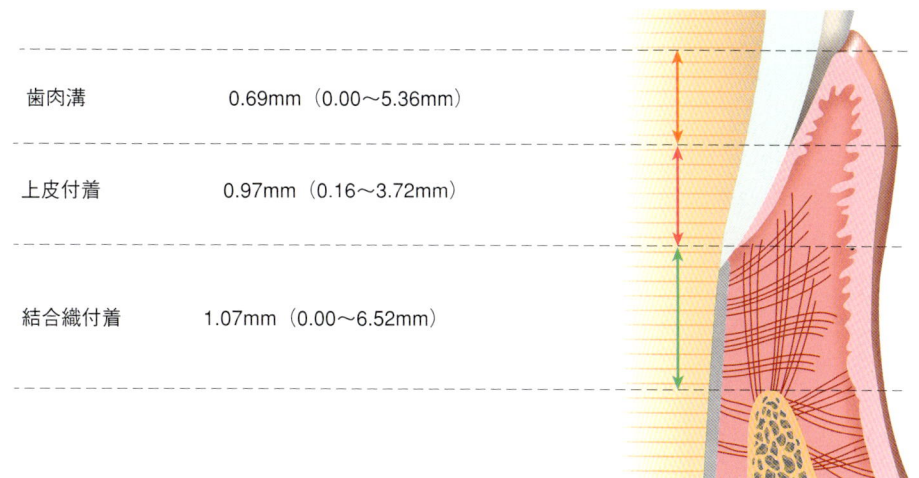

歯肉溝　　　0.69mm（0.00〜5.36mm）

上皮付着　　0.97mm（0.16〜3.72mm）

結合織付着　1.07mm（0.00〜6.52mm）

3-1　生物学的幅径の概念

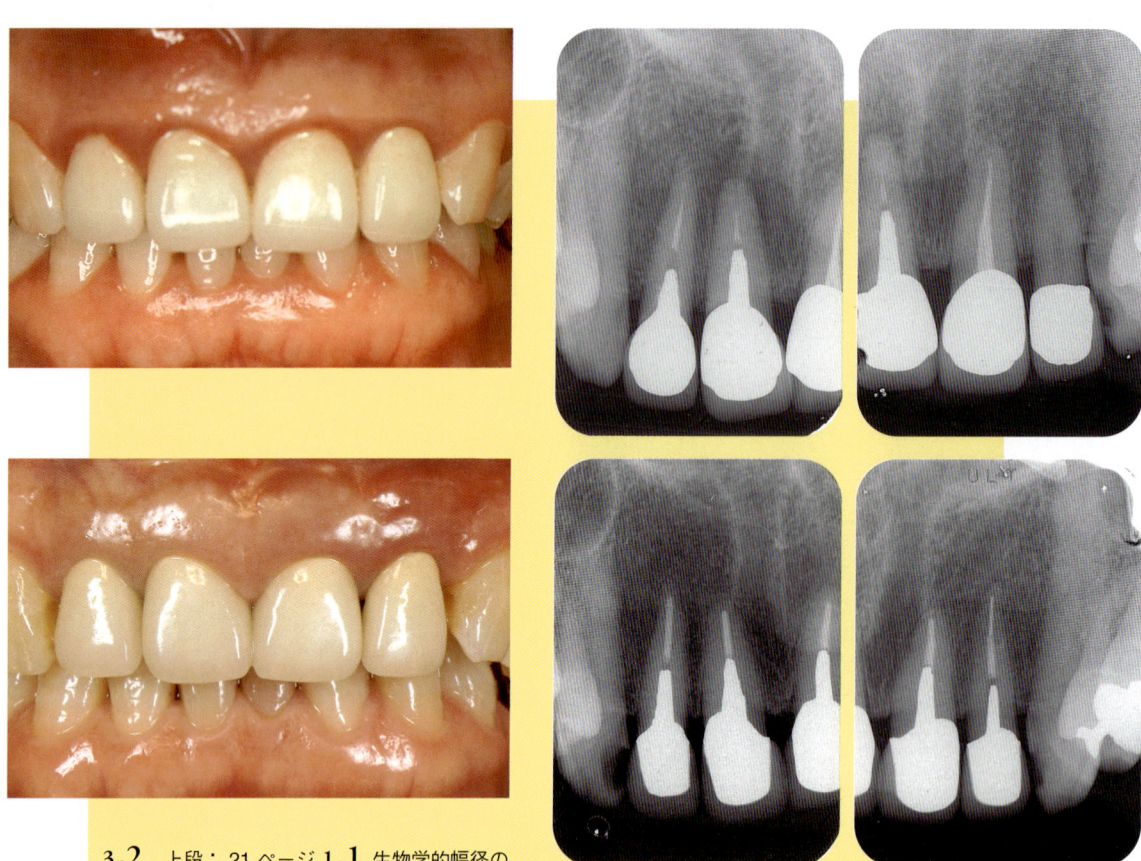

3-2 上段：21ページ 1-1 生物学的幅径の侵襲によって引き起こされた歯肉の炎症（再掲）
下段：フィニッシングラインから骨縁まで十分な健全歯根面を確保して再修復し解決した

ットが形成される．さらに細菌性プラークの感染により炎症が助長され，高度な進行性の病的変化すなわち歯周組織の破壊（歯肉の発赤・腫脹，歯槽骨の吸収，アタッチメントロス）が生じる．

### 2 唇側歯槽骨辺縁形態を考慮したフィニッシュラインの設定位置と形態

Saadounは，健康な歯周組織におけるセメント-エナメル境（cement-enamel junction: CEJ）の形態は，歯肉，そして歯槽骨のスキャロップ形態と相似形を示すことが多く，さらにその形態は，歯と歯肉の形態と性状により多少の差異が生じるものの，歯列不正がない場合には，反対側同名歯と同様のスキャロップ形態を示すと報告している．

ところが，唇側歯槽骨辺縁の形態を反映していないフラットなフィニッシュライン形態は，術後に歯肉退縮，クラウンマージンの露出という審美障害を招く要因となる．したがって，唇側フィニッシュラインを設定する場合は，歯肉形態だけを基準にするのではなく，歯肉の健康が回復した状態におけるセメント-エナメル境，歯槽骨辺縁形態をプロービング，デンタルX線写真などによって精査，さらには反対側同名歯と歯肉辺縁との左右対称性と連続性を基準，参考にして決定しなければならない．

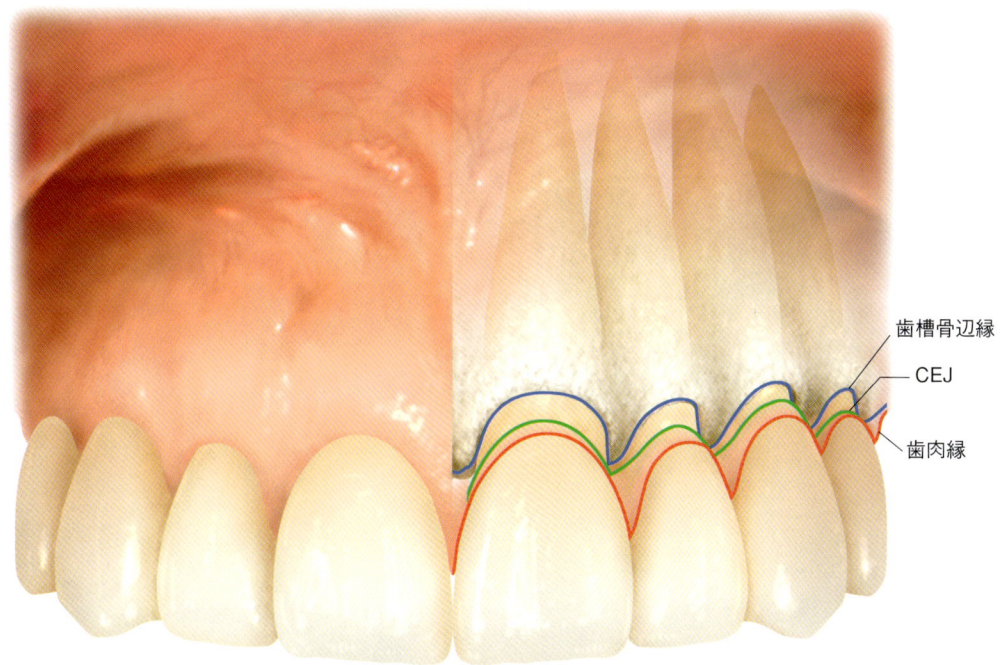

**3-3** 唇側の歯肉縁・セメント-エナメル境・歯槽骨辺縁の垂直的解剖学的関係（Saadoun AP より，ただし数値改変）
bone crest - CEJ = 1.2~1.5mm
CEJ - gingival margin = 2.0mm
$\Big\{$ junctional epithelium = 1.0mm
sulcus depth = 1.0mm

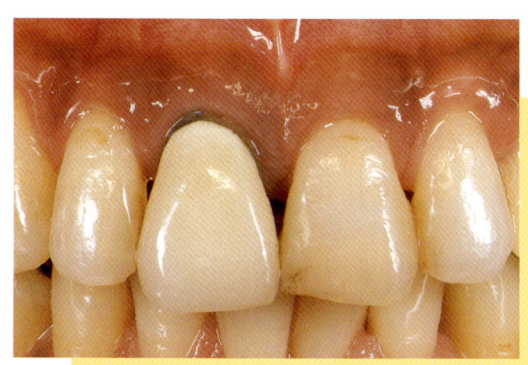
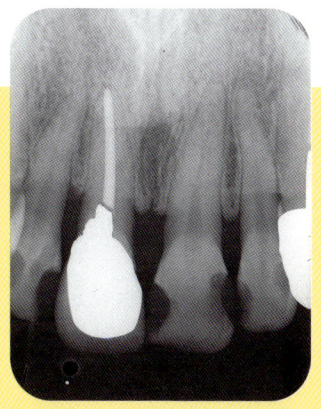
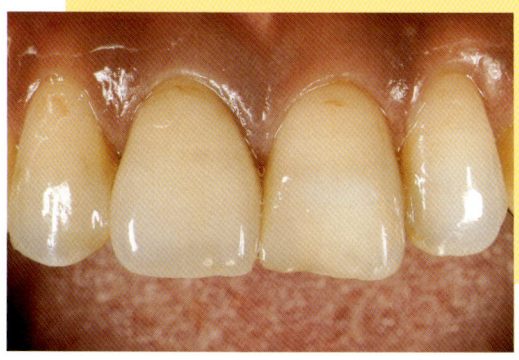
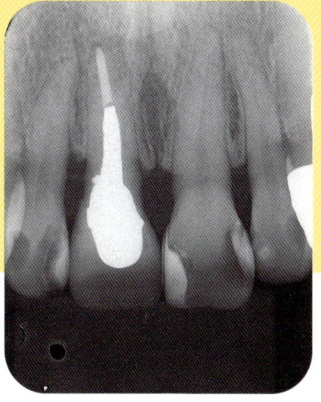

**3-4** 上段：98 ページ 4-1 骨と歯肉のスキャロップの違いを無視したフィニッシュラインと不適合な修復物によって歯肉が障害された例（再掲）
下段：再形成後，適合を改善し再修復（再掲）

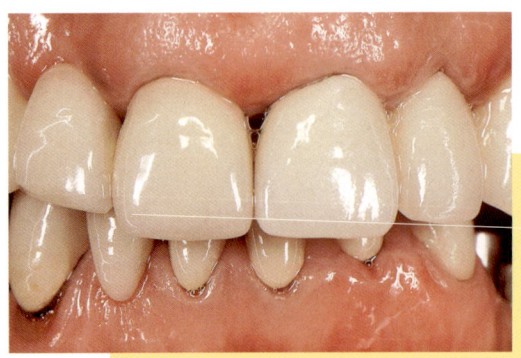
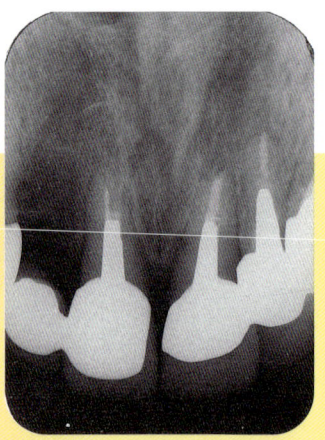
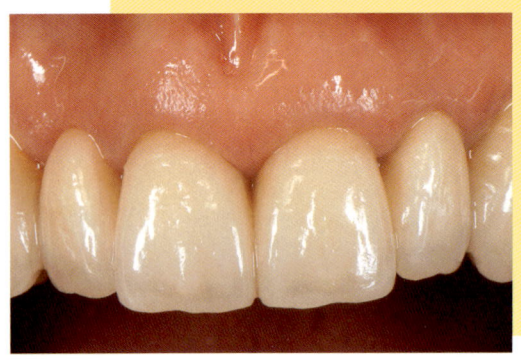
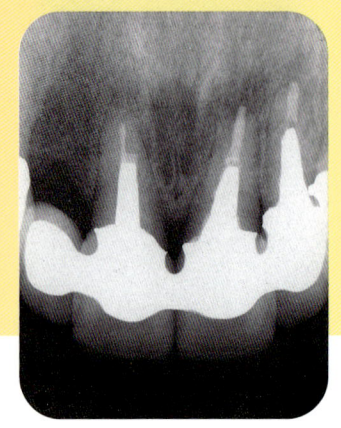

**3-5** 上段：22ページ 1-3 骨形態のアンバランスのために生じた歯間部の空隙（再掲）
下段：隣接面では歯肉のスキャロップが比較的深いので，隣接面のフィニッシュラインを歯肉縁下 1.5mm に設定し，ハーフポンティックを応用してブラックトライアングルを解消した

### 3 隣接の歯槽骨辺縁形態と歯肉縁形態との関係を考慮したフィニッシュラインの設定位置・形態

　近年の審美修復治療においては，歯間空隙であるブラックトライアングルの問題を解決することも重要視されてきている．そのためには唇舌側とは異なる，隣接面における歯−歯肉−歯槽骨の解剖学的特異性を考慮したうえで，フィニッシュラインの位置を設定しなければならない．

　3-6 は歯間乳頭部再生を示した歯槽骨頂とコンタクトエリアの距離との関係を示している．また Kois は，唇側における歯肉縁形態と歯槽骨辺縁形態のスキャロップの違い（3.5mm，5.5mm）により，歯間乳頭部においては，歯槽骨頂から歯間乳頭歯肉頂までの距離が 3 〜 5mm の範囲にあると報告している（3-7）．これは，唇側に比べて歯間乳頭部では歯肉溝が深い場合が多いということを示唆している．しかし，これらには，歯肉の性状，歯槽骨頂の平坦化，歯間水平距離が広い場合，歯間鼓形空隙の大きさ，歯の位置，唇側の骨レベルなどは考慮されていないため，その点について，Saadoun による歯間部歯槽骨頂と歯の理想的水平関係（3-8）を基準にすべきである．

コンタクトから骨頂まで
　　＜ 5mm　ブラックスペース発生しない
　　＝ 6mm　44％の症例にブラックスペース発生
　　＝ 7mm　63％の症例にブラックスペース発生

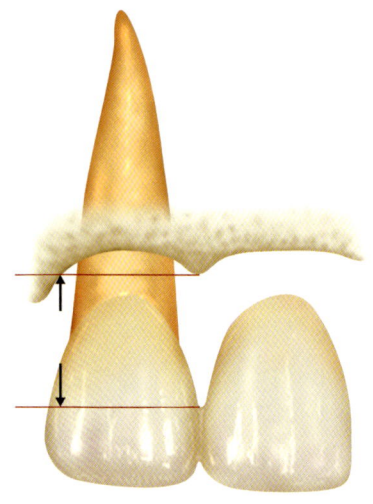

**3-6** 歯槽骨辺縁とコンタクトエリアとの距離（Tarnow D より改変）

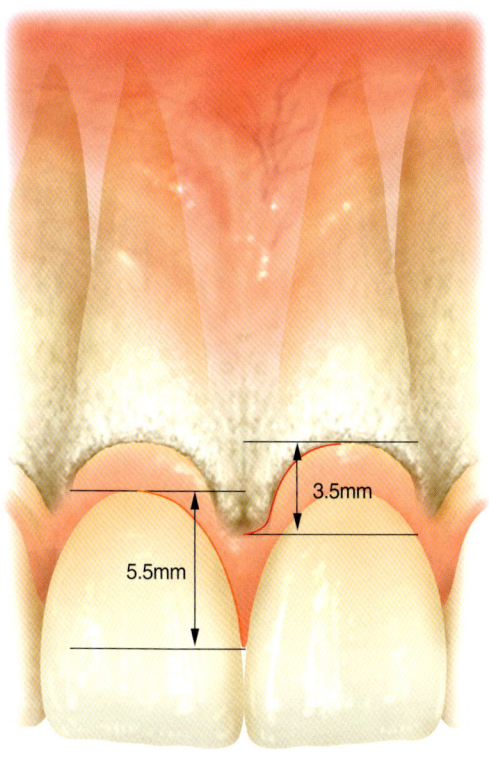

**3-7** 歯肉と歯槽骨のスキャロップ形態の違い
歯間乳頭頂−唇側歯肉最下点：5.5mm
歯間部歯槽骨頂−唇側歯槽骨最下点：3.5mm
（Kois JC より改変）

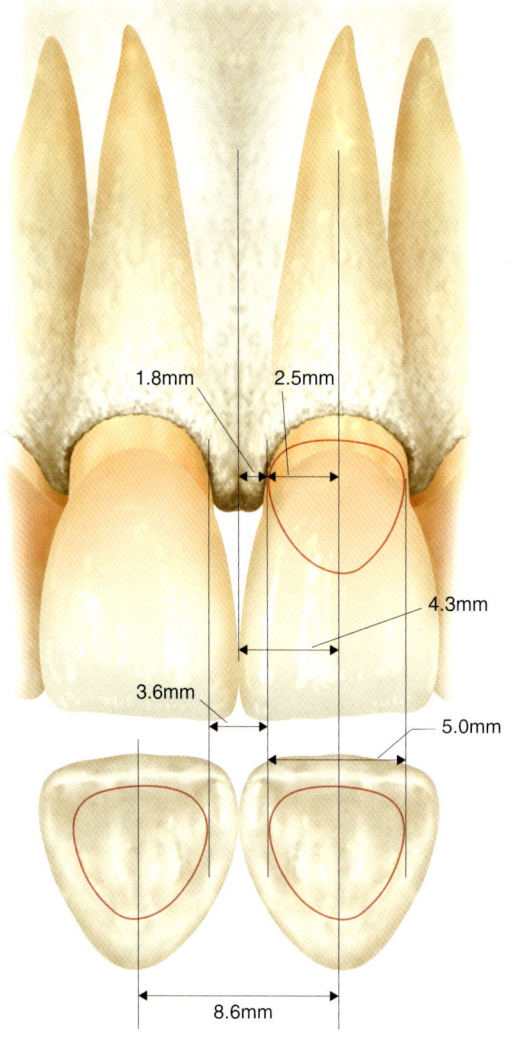

**3-8** 歯間部の歯−歯槽骨の水平的関係（Saadoun AP より改変）

## 3-9 thin-scalloped type の特徴

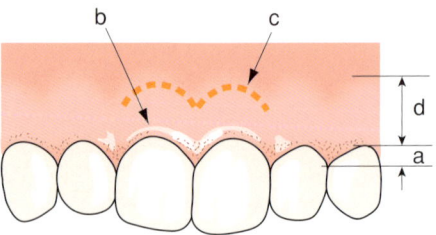

a 唇面と隣接面における歯肉縁の高さの差が大きい
b 歯肉の質が密度も低く弱々しい
c 歯槽骨が薄くスキャロップ形態
d 付着歯肉の量が少なく質も良好ではない

（Weisgold AS, 1998 より改変）

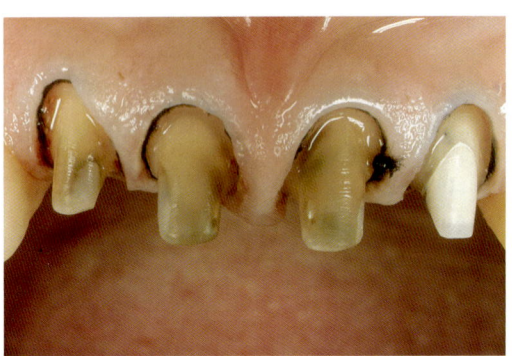

**a** 形成時

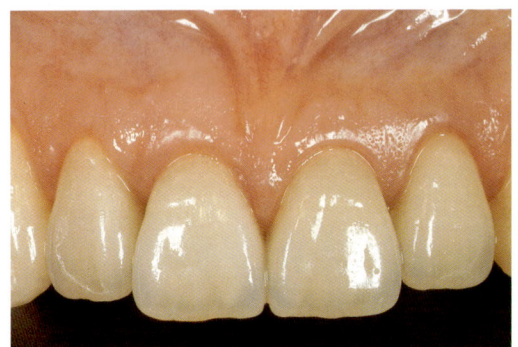

**b** 修復物装着時

## 3-10 thick-flat type の特徴

a 唇面と隣接面における歯肉縁の高さの差が小さい
b 歯肉の質が密度も高く線維性である
c 歯槽骨が厚い
d 付着歯肉の量が多く質も良好

（Weisgold AS, 1998 より改変）

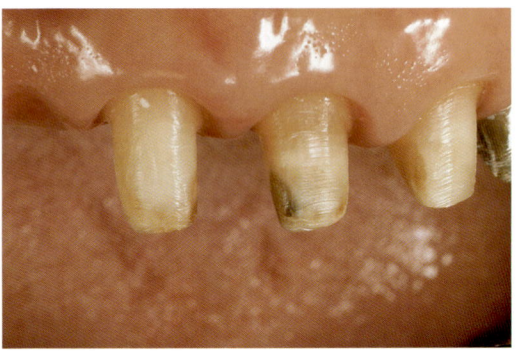

**a** 形成時

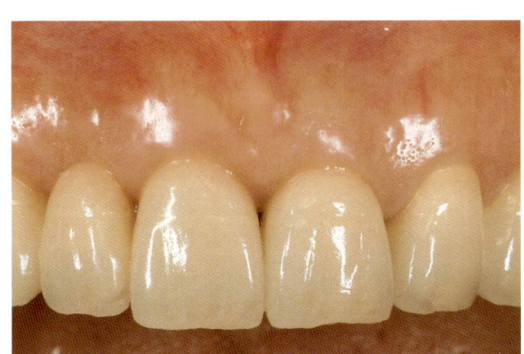

**b** 修復物装着時

## 4 歯肉のバイオタイプを考慮したフィニッシュライン付近の形成量

　Weisgoldの分類にあるように，歯肉の形態は次のように分けられる．
- thin-scalloped type（3-9）
- thick-flat type（3-10）

　それぞれのタイプの歯肉の特徴を理解したうえでフィニッシュラインの位置は設定されるべきである．とりわけ，われわれ日本人が属するモンゴロイドでは thin-scalloped type の歯肉の割合が多いとされ，このタイプの歯肉においては，コーカソイドでは多数を占める thick-flat type の歯肉に比較して歯冠修復物の刺激に対する抵抗性が弱いということを理解しておかなければならない．

　すなわち，フィニッシュラインを歯肉縁下に設定する，それだけでも歯肉に対する為害作用となる危険性があるため，前述の 1 〜 3 に関して十分考慮したうえ，さらに，歯肉縁下のクラウンカントゥアがオーバーカントゥアとならないように必要最小限の形成を行っておかなければならない．ところが，支台歯形態の第1面の形成が不足したり，あるいは歯軸に対して斜めに設定されていることが少なくない．歯の形成量は多すぎるにもかかわらず，必要な形態が得られていないことはままある．

# 4 歯周組織を考慮した フィニッシュラインのプレパレーション
## Finish line preparation in view of periodontal tissue

　支台歯形成における基本的な形態は 26 ページに詳述するが，ここでは，先にも述べたように現在，最も問題点が明確になり，しかもその対応策も確立してきている歯肉縁下のフィニッシュラインの設定方法と確認方法に関して簡単に整理しておく．

### 1 支台歯形成の対象となる歯および修復物の診査・診断

　口腔内の視診，触診と X 線写真とにより，支台歯形成の対象となる歯に，もし不適合歯冠修復物が装着されており，それを除去しなければならないとするならば，前述したように，以下の事柄について診査する．

> **修復物の評価**
>
> ・生物学的幅径を侵襲しているか否か
> ・唇側歯槽骨辺縁形態が考慮されているか否か
> ・隣接の歯槽骨辺縁形態と歯肉縁形態との関係が考慮されているか否か
> ・歯肉のバイオタイプが考慮されているか否か

　除去すべき修復物の診断を行うことができない以上，再治療時に適切な修復治療を行うことはできない．
　4-1 に初診時の症例を提示して，診査・診断に関して説明を記す．
　このように，thin-scalloped type の歯肉で，なおかつ生物学的幅径を侵襲しない位置にフィニッシュラインが設定されている場合でも，歯槽骨の辺縁形態が考慮されていない場合には，術後に歯肉退縮が生じるのは当然のことである．

### 4-1 不適合修復物によって歯肉が退縮した例

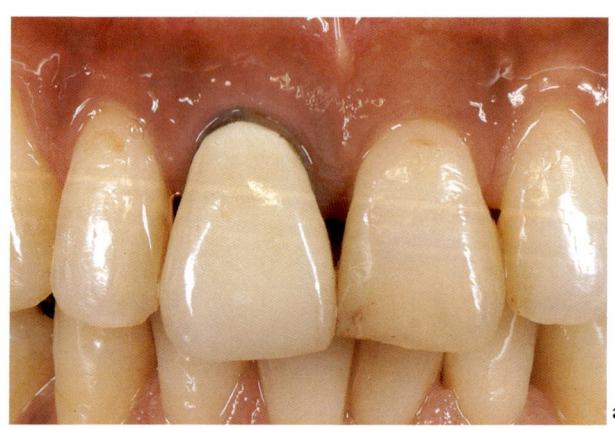
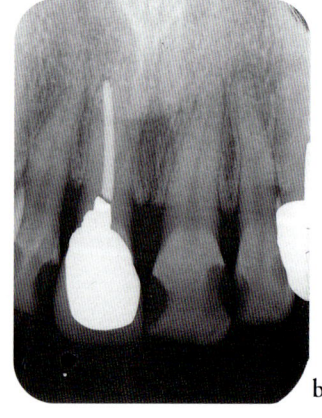

**a** 1| に不適合修復物が装着され，歯肉の退縮をきたしている

**b** 同 X 線写真．クラウンマージンと歯槽骨頂との距離は生物学的幅径を侵襲してはいない

## 2 フィニッシュラインの設定位置と形態の決定

　4-1 の症例を例に説明を続けると，修復物が装着されていた1|の歯肉が退縮しマージンが露出しているということは，生物学的幅径を保つために周囲の歯槽骨も装着時より吸収をしていると考えられるかもしれない．しかし本症例は，反対側同名歯|1の歯肉縁と歯冠修復物が装着されていた1|の歯肉縁の位置が，最終的には同じ位置に戻ったことを考えると，おそらく1|歯肉溝の深さを正確に計測せずに，そして歯肉縁の位置および歯肉溝の診断を確実に行わなかったために生じた歯肉退縮であると推測したほうが理にかなう．

　そもそも|1よりも1|歯肉縁の位置は高位にあり，1|1歯肉縁は相似形でなかったにもかかわらず，また，プロービング値も深かったにもかかわらず，1|歯肉縁と歯肉溝に対する処置をなんら行わずに，その時点の病的な歯肉縁の位置から逆算してフィニッシュラインを設定したことが問題であったと推測される．

　X線写真上で隣接面の歯冠修復物マージンと歯槽骨頂との距離を計測したところ 6mm あり，装着されていた1|歯冠修復物のマージンは生物学的幅径を侵襲してはいないことは明白である．

　したがって，歯肉退縮して平衡状態を保ち，反対側同名歯である|1の歯肉縁と対称性を獲得している現在の歯肉縁の位置が，生物学的には問題のない位置と判断することができる．すなわち，現在の歯肉縁の形態を基準として，相似形にフィニッシュラインの形態を設定すればよいことになる．

　さらに，新たに装着する歯冠修復物は，歯科技工士の色調再現性の熟練度，仮着の必要性から，再度セラモメタルクラウンを選択した．そのため，歯肉縁下における支台歯周囲の形成量は，材料学的な観点とハーフポンティック形態を付与するために通常よりは歯肉縁下深くフィニッシュラインを設定する必要性から，垂直的には唇側で 1.0mm，隣接面で 1.5mm，また，削除量は歯肉縁下で 1.5mm とした（4-1c）．

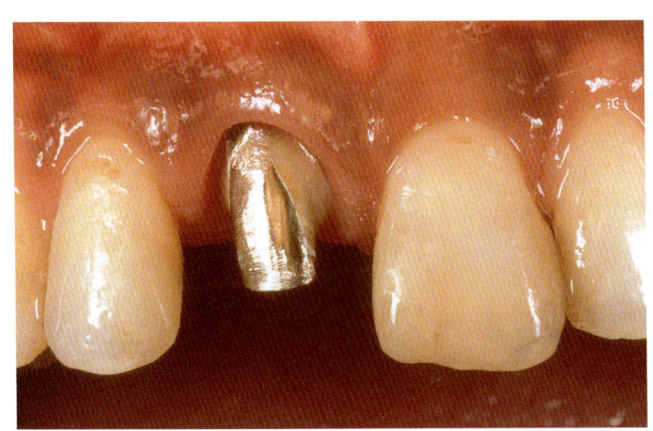

**c**　最終的な支台歯形成が終了した状態

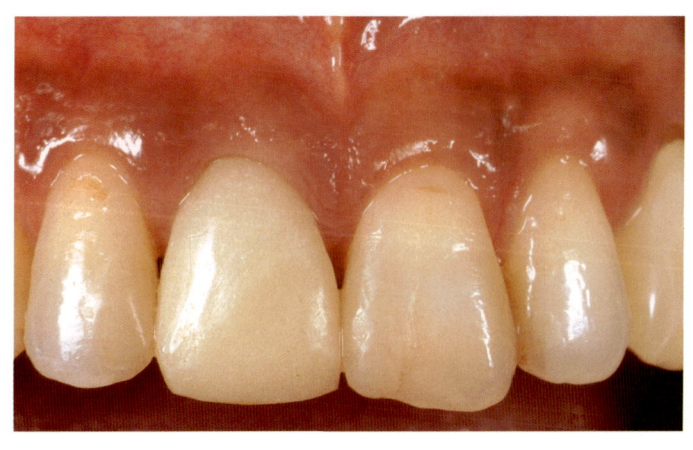

**d** 歯周組織の評価に関しては最終的段階となったプロビジョナルレストレーション．この段階で問題がないことが判断できたため，1⏐1 の形態的な調和を獲得するために 1⏐ にハーフポンティック形態，⏐1 近心にコンポジットレジンを添加することを決定する

### 3 プロビジョナルレストレーションによる評価

　上記に示した要件を最終的な支台歯形態として付与するためには，まず支台歯のフィニッシュラインを修正する程度の概形成を行い，さらに修正を加えながらその過程で付与された形態を評価しなければならない．その評価過程は，プロビジョナルレストレーションを用いて行う．

　4-1d は，マージンなどの調整を行い，歯周組織の確認という意味では最終段階となったプロビジョナルレストレーションである．なお，この際に考慮すべきことは，次のことである．

　「歯肉圧排による機械的，生物学的刺激によって歯肉は根尖方向へ移動，変形するが，生物学的幅径を侵襲しなければ必ず歯肉形態はリバウンドしてくることを想定して，唇面においては歯根と連続性を保ち，隣接面では生理的範囲内で歯間乳頭部を支持する歯肉縁下のカントゥアを付与し，歯間乳頭部の歯間空隙を少し解放したプロビジョナルレストレーションを装着して経過観察をする」

　歯の全周において歯肉の抵抗性は一様ではないため，その反応を確認せずに最終印象に移行してしまうと，術後に歯肉退縮などの問題を招くおそれがある．

### 4 模型上における最終的なフィニッシュラインの確認

　最終的な修復物の形態および色調再現性に必要な十分な削除量，特に唇面の 3 面形成がなされていることを確認する．また，歯肉縁の連続性が保たれ，歯間乳頭部歯肉の形態もスキャロップ状であることを確認する（4-1e）．

　4-1f，g に，参考のために装着直後と術後 4 年 6 カ月を経過した状態を示しておく．プレパレーションのための適切な診査・診断と操作を行うことにより，従来は不可避と考えられていた支台歯の歯肉退縮の予防や審美性の回復・維持を獲得することができる．

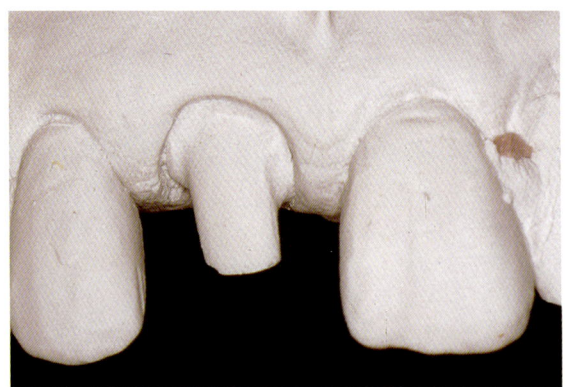
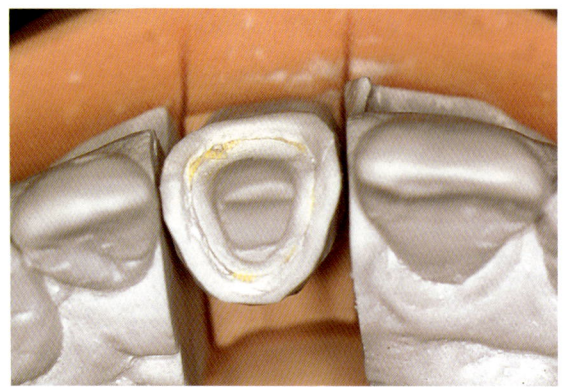

**e** 歯列模型の唇側面観．ハーフポンティック形態を付与するため，特に唇側より遠心隣接部のフィニッシュラインの位置が深く設定されている．1⏌と隣在歯の歯肉縁の連続性は保たれている（模型では歯肉の圧排操作により，歯肉縁の位置は根尖かつ唇側方向にやや移動している）．咬合面観では，セラモメタルクラウンに必要な十分な削除が明らかである

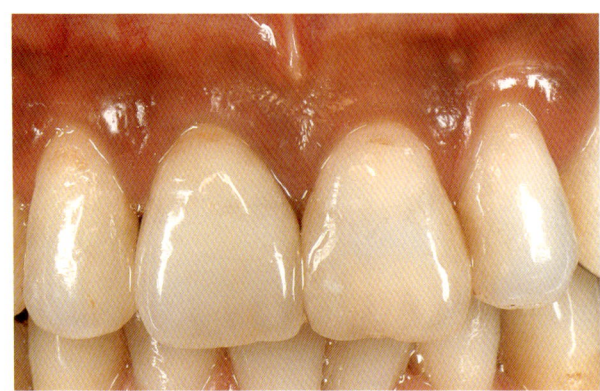
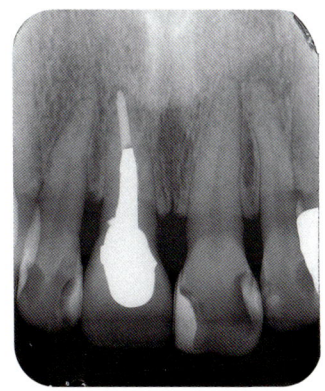

**f** 修復物装着直後の口腔内とデンタル X 線写真．1⏌1 歯肉縁は一致し，歯間空隙も存在しない

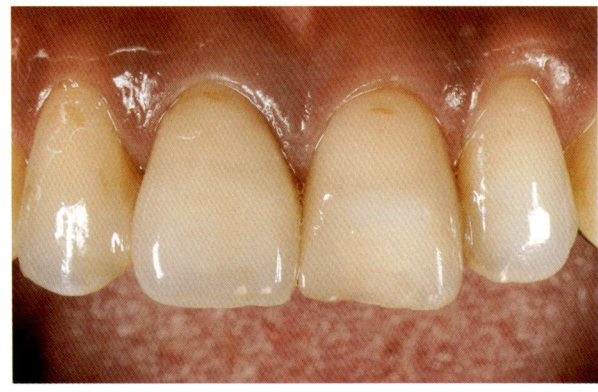
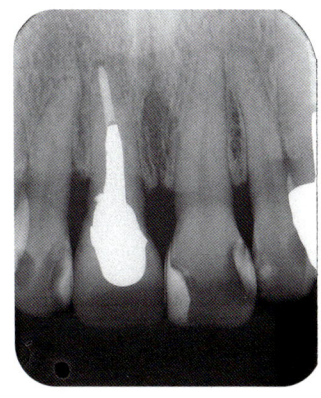

**g** 修復物装着直後 4 年 6 カ月経過時の口腔内とデンタル X 線写真．修復直後の状態は維持されている

クラウンプレパレーション

# 4

# 応用臨床例

Clinical applications

# 1 診断用ワックスアップに基づく多数歯のプレパレーションと審美的改善
## Multiple tooth preparation and esthetic improvement based on diagnostic waxing-up

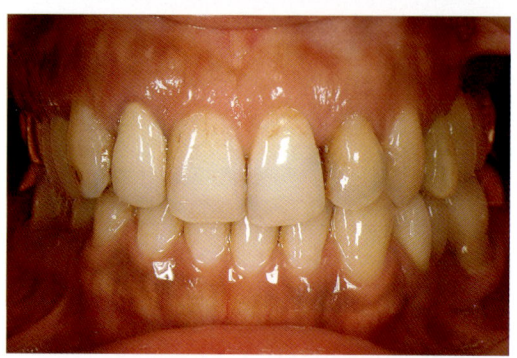

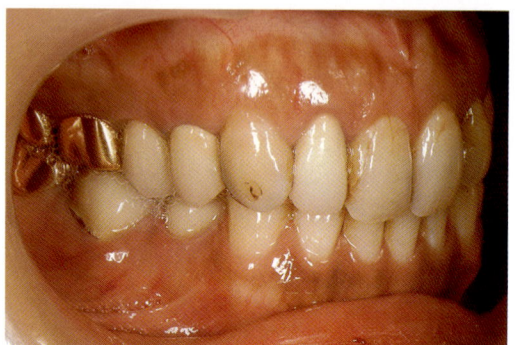
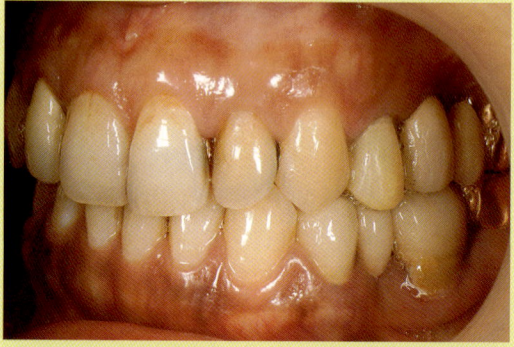

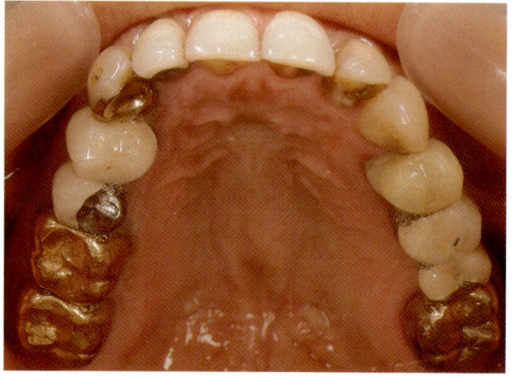
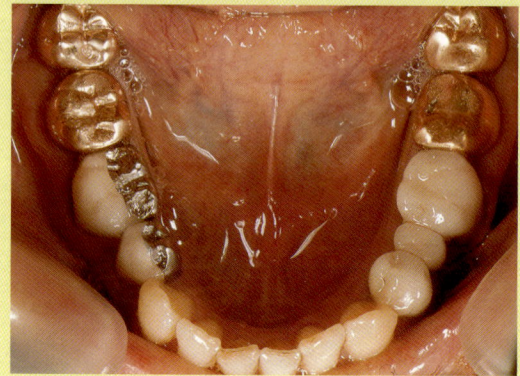

**1** 初診時の口腔内．不適合歯冠修復物がみられる

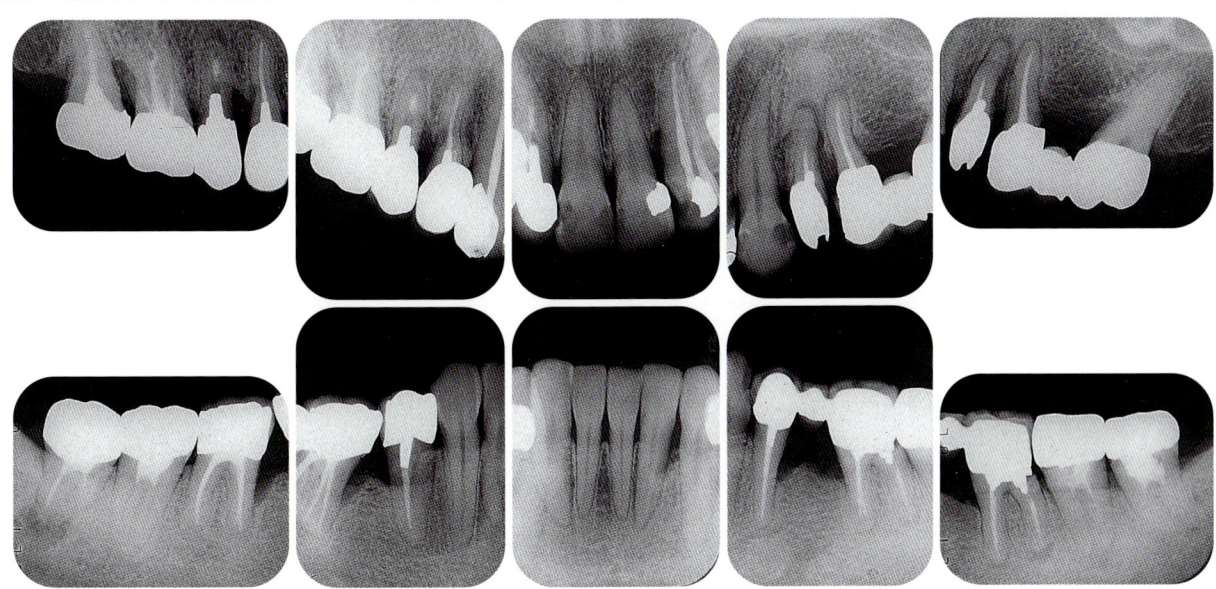

**2** 同時期のデンタルX線写真．|4 歯周組織は重度な囲繞性の骨欠損がある

患者：44歳，女性，主婦

主訴：審美改善

所見：全顎的に不適合な歯冠修復物が装着されている．歯周病の罹患程度は一部を除き中等度

患者の要望：歯冠修復治療に関しては特になし

問題点：囲繞性の骨欠損が生じている|4 の保存は不可能と推定され，また，全体的な咬合の不調和が認められた（高校生時代に矯正治療を受けていた）

治療計画：診断用ワックスアップにより上下顎歯列の咬合，歯冠形態のバランスを診断した結果，④⑤⑥ブリッジの|5 ポンティック部は|4 6 それぞれの歯冠形態を調整してブリッジを解消し，単冠とすることとする．保存不可能な|4 は，オベイトポンティックによるブリッジを装着する．歯周治療の終了と抜歯窩の治癒を3カ月間待ったのち，最終印象採得をし，リマウントを経て最終歯冠修復物を装着する

### ▶Comment

最近では，かつての歯周補綴のように全顎的に処置を行うことはまれになったが，診査・診断という観点，そして患者の要望の把握という観点で，全顎的な診査・診断，治療計画を行うことは，いまもって日常的となっている．

本症例でも術前の診断用ワックスアップを行っているが，この過程における診断，そして歯冠修復物の設計プランを通じて，患者が最初に望んだ審美性回復のための基準を得ることができた．また診断用ワックスアップを行ったことで，審美性を阻害せずに|3－|4 部のキーアンドキーウェイの設置位置も設定することができた．しかし，なによりも上顎全歯にわたる処置に対して，最小で最大効果を得るための支台歯形成を行うことができたことが，診断用ワックスアップの効果である．各歯間の支台歯形成の調和が得られていることは，最終歯冠修復物の調和が各歯間で得られるための要件である．

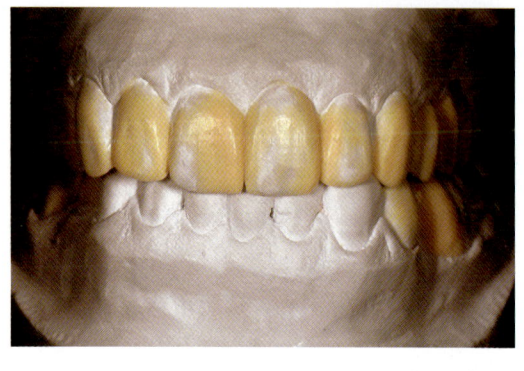

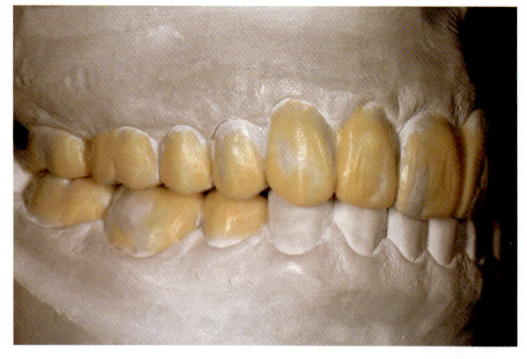
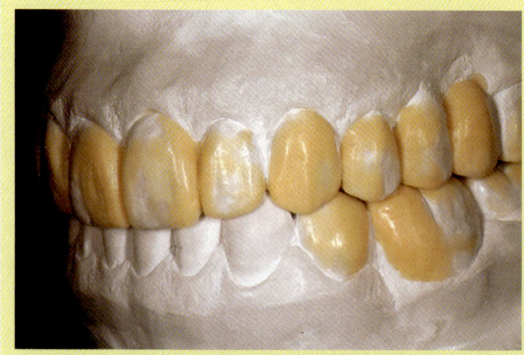

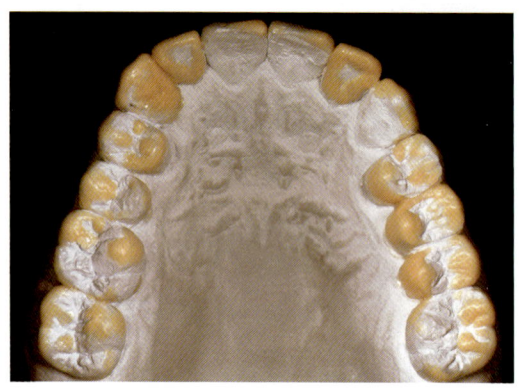
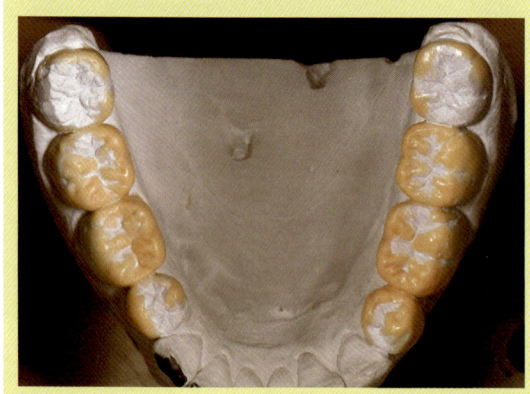

**3** わずかな咬合挙上を行って作製された診断用ワックスアップ

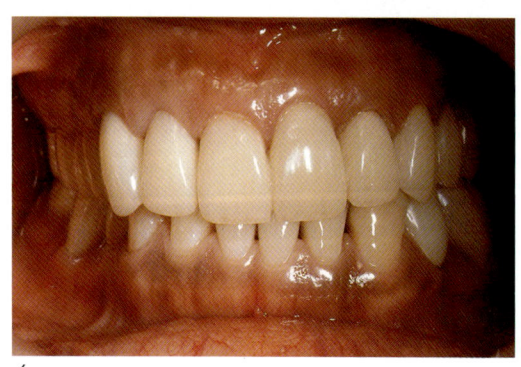
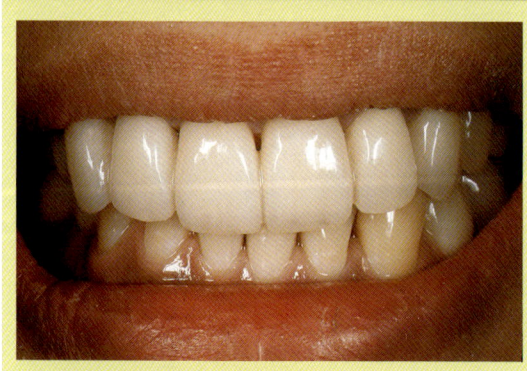

**4** 装着されたプロビジョナルレストレーションにより機能,審美の評価と修正を行う

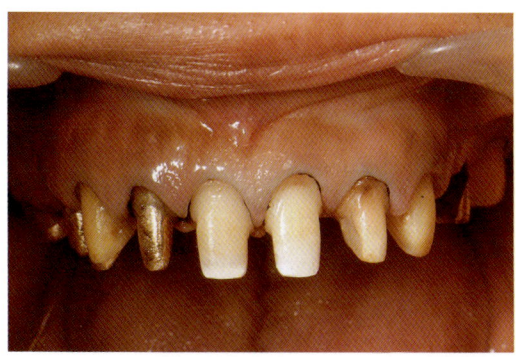

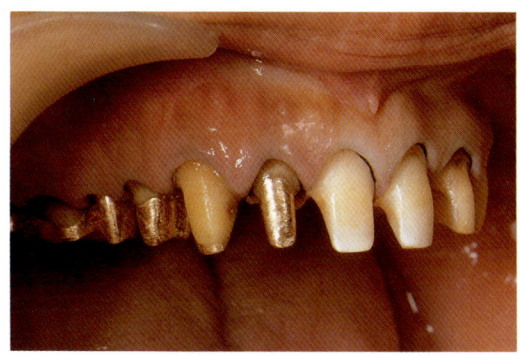 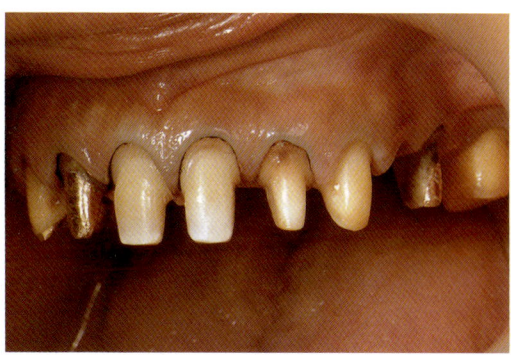

**5** 支台歯形成終了時の状態．各歯の形成角度を，頰舌は6°，3 4 ブリッジ支台歯に関しては近遠心的に8°に設定する

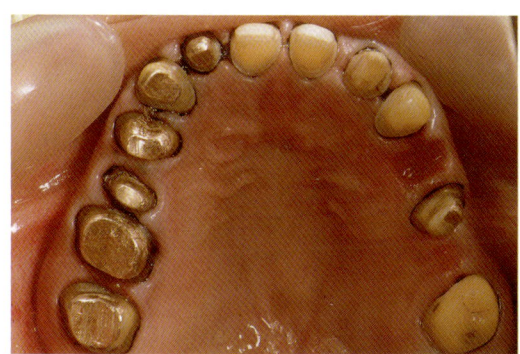 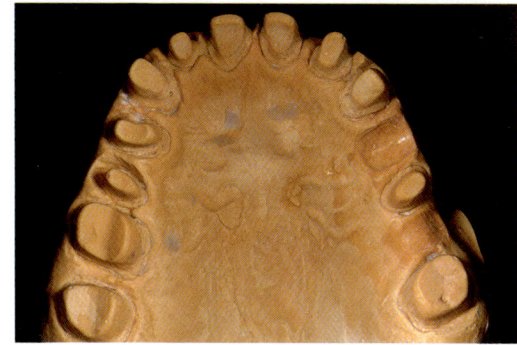

**6** 4 6 ポンティックはオベイトタイプとする．なお全体的な形成のバランスに注目　　**7** 模型

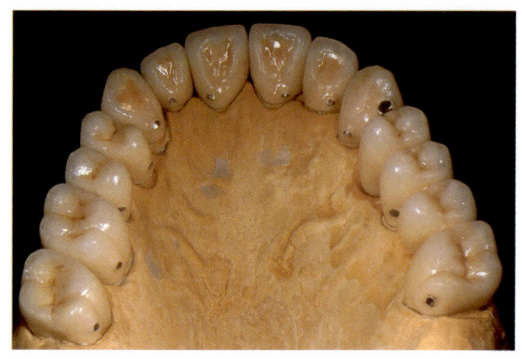 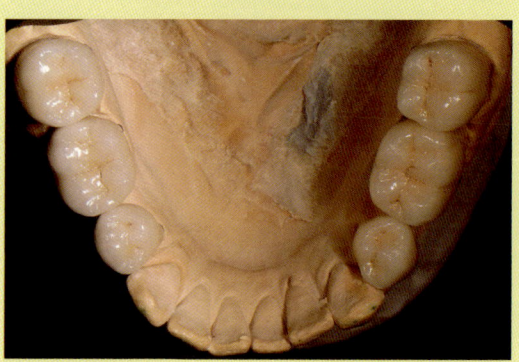

**8** リマウント時．3−4部にはキーアンドキーウェイを付与

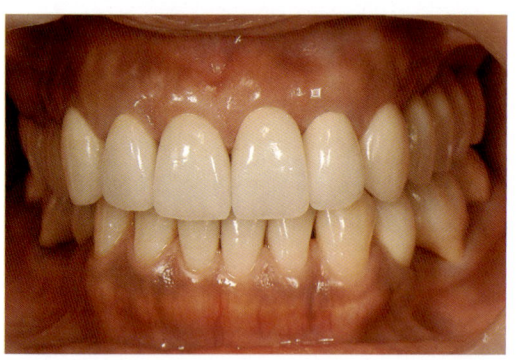

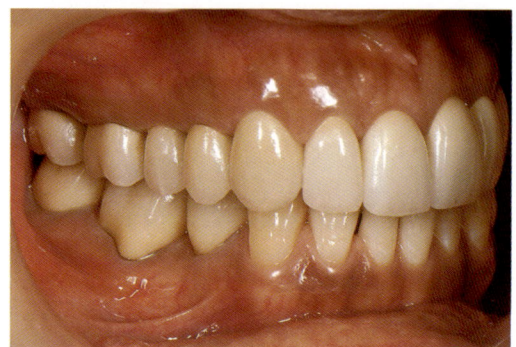 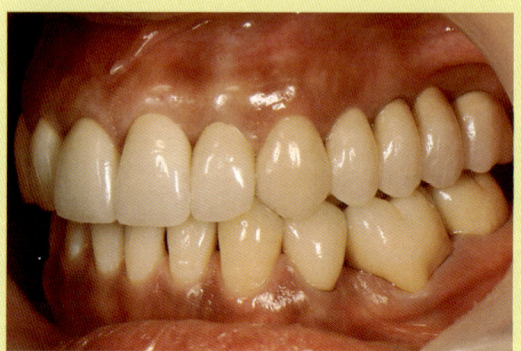

**9** 最終歯冠修復物が装着された口腔内の状態．咬合平面の修正と審美性の改善がなされた

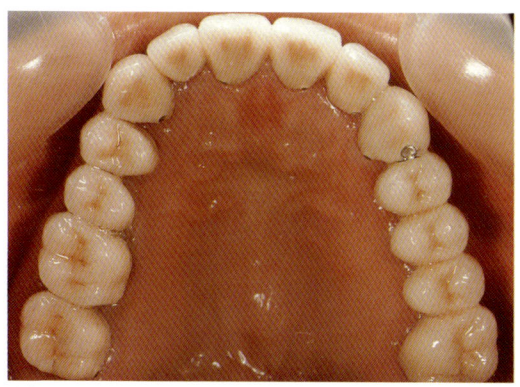
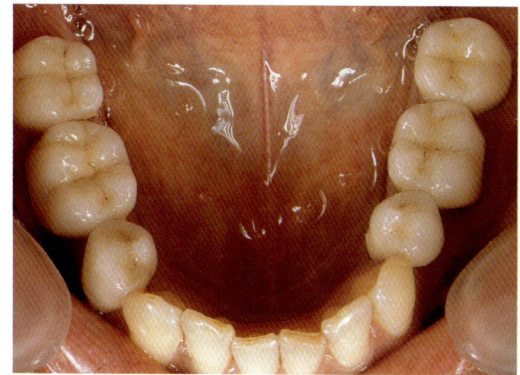

**10** 同咬合面観．歯列のバランスがとれている

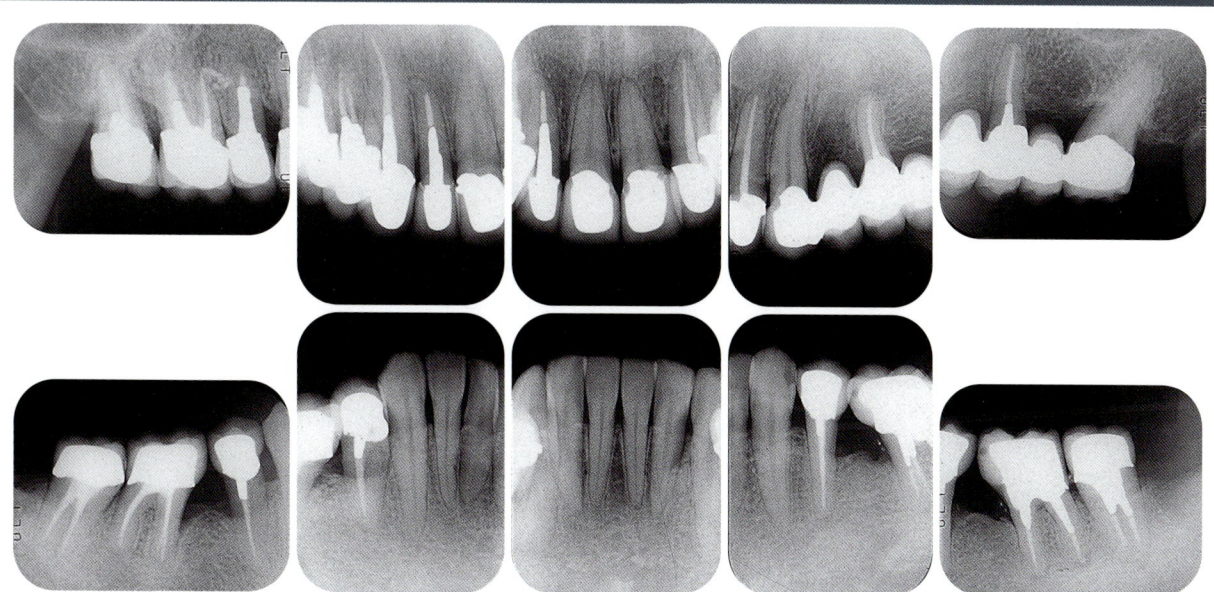

**11** 術後のデンタルX線写真．歯冠修復物のマージンと歯周組織は改善されている

# 参 考 文 献

Andersson M, Razzoog ME, Oden A, Hegenbarth EA, Lang BR: A new way to achieve an All-ceramic crown. The Quintessence, 19(8): 173-186, 2000.

Chiche GJ, Pinault A: Esthetics of anterior fixed prosthodontics. Quintessence, Chicago, 1994.

Cornell DF: 軟組織からポーセレンへの移行. QDT, 22(6), 1997.

Gargiulo AW, Wentz FM, Orban B: Dimensions and relations of the dentogingival junction in humans. J Periodontol 32: 261-267, 1961.

Ingber JS, Rose JF, Coslet GJ: The "biologic width", a concept in periodontics and restorative dentistry. Alpha Omegan, 62-65, Dec, 1977.

Jorgensen KD: Relationship between retention and convergence angle in cemented veneer crowns. Acta Odont Scand, 13: 35-40, january, 1955.

Kois JC: Altering gingival levels. The restorative connection. Part 1: Biological variables. J Esthet Dent, 6(1): 3-9, 1994.

Libman WJ, Nicholls JI: Load fatigue of teeth restored with cast posts and cores and complete crowns. Int J Prosthodont. 8(2): 155-61, 1995.

Loe H, Silness J: Tissue reactions to string packs used in fixed restorations. J Prosthe Dent, 13: 318, 1963.

Magne P, Versluis A, Douglas WH: Rationalization of incisor shape: Experimental-numerical analysis. J Prosthet Dent, 81: 345-355, 1999.

Magne P, Douglas WH: Cumulative effects of successive restorative procedures on anterior crown flexure. Quintessence Int, 31(1): 5-18, 2000.

Magne P, Belser U: Bonded porcelain restorations in the anterior dentition. Quintessence, Chicago, 2002.

Maynard JG & Wilson RD: Physiologic dimensions of the periodontium significant to the restorative dentistry. J Periodontol 50: 170-174, 1979.

Nicholls JI: The dental ferrule and the endodontically compromised tooth. Quintessence Int, 32(2): 171-3, 2001.

Ottl P, Piwowarczyk A, Lauer HC, Hegenbarth EA: The Procera AllCeram system. Int J Periodont Rest Dent, 8(3), 2000.

Reeh ES, Douglas WH, Messer HH: Stiffness of endodontically-treated teeth related to restoration technique. J Dent Res, 68: 1540-1544, 1989.

Saadoun AP, Le Gall M: Implant positioning for periodontal, functional, and aesthetic results. Pract Periodont Aesthet Dent 4(7): 43-54, 1992.

Saadoun AP: The key to peri-implant esthetics: Hard-and-soft tissue management. Dent Implantol Update 8(6): 41-46, 1997.

Sanavi F, Weisgold AS, Rose LF: Biologic width and its relation to periodontal biotypes. J Esthet Dent 10(3): 157-163, 1998.

Shillingburg, HT, Jacobi, R, Bracket, SE: Fundamentals of tooth preparations for Cast Metal and Porcelain Restrations. pp 259-278, Quintessence, Chicago, 1987.

Shillingburg HT, Hobo S, Whitsett: Fundamental of fixed prosthodontics. Quintessence, Chicago, 1978.

Skurow HM, Nevins M: 歯肉縁下マージン歯周組織の生理的な幅および辺縁歯肉のメインテナンスについて. Int J Periodont Rest Dent (日本語版), 4(3), 1984.

Sobocki A, Marcusson A, Persson M: 3 year observations on original recession in mandibular incisions in children. J Clin Periodontol, 18(3): 155-159, 1991.

Sorensen JA, Martinoff JT: Intracoronal reinforcement and coronal coverage: a study of endodontically treated teeth. J Prosthet Dent, 51: 780-784, 1984.

Sorensen JA, Engelman MJ: Ferrule design and fracture resistance of endodontically treated teeth. J Prosthet Dent, 63: 529-536, 1990.

Sulikowski A, Yoshida A: 前歯部ラミネートベニア修復のための臨床と技工上の定義. QDT, 26(2), 2001.

Tarnow DP, Magner AW, Fletcher P: The effect of the distance from the contact point to the crest of bone on the presence or absence of the interproximal dental papilla. J Periodontol, 63(12): 995-996, 1992.

Tarnow DP, Cho SC, Wallace SS: The effect of inter-implant distance on the height of inter-implant bone crest. J Periodontol, 71: 546-549, 2000.

van der Velden U: Regeneration of the interdental soft tissues following denudation procedures. J Clin Periodontol, 9(6): 455-459, 1982.

Waerhoug J.:Tissue reactions around artificial crowns. J. Periodontol, 24:172, 1953

Weisgold A: Contours of the full crown restoration. Alpha Omegan, 70: 77-89, 1977.

Wilson RD, Maynard G: Intracrevicular restorative dentistry. Int J Periodont Rest Dent, 1(4): 35, 1981.


青嶋 仁, Chiche GJ ： Renascence of Porcelain Laminate Veneer Part2 －可能なかぎり歯質を保存する審美修復－. QDT, 26(1), 2001.

伊藤和雄：重度な歯頸部う蝕への対応. 補綴臨床, 34(1), 2001.

小濱忠一：特集 健康な歯周組織を侵襲しない歯冠修復物を製作できる印象. 補綴臨床, 34(3)：245, 2001.

茂野啓示, 西川義昌：一から学ぶ歯周外科の手技. 医歯薬出版, 東京, 1996.

茂野啓示, 今井俊広, 土屋賢司, 山崎長郎：形成・形態ガイド. 補綴臨床 MOOK 臨床を変える支台歯形成 2. 医歯薬出版, 東京, 2001.

瀬戸延泰, 土屋覚：歯周組織を考慮した審美修復のための基礎知識 Vol.4. QDT, 26(9), 2001.

瀬戸延泰：前歯部補綴におけるワックススケッチの臨床的応用. 補綴学会誌, 44(4), 2000.

高橋英和：新しい歯冠修復用セラミックスの信頼性について. 日本歯科医師会雑誌, 53(4), 2000.

土屋賢司：前歯部の審美治療を再考する. The Quintessence, 18(7)：39-47, 1999.

内藤正裕：審美修復における歯間乳頭を考える. QDT 別冊 Esthetic of Dental Technology, p8-23, クインテッセンス出版, 東京, 1999.

西川義昌：実力アップ支台歯形成. 補綴臨床別冊, 医歯薬出版, 東京, 1993.

六人部慶彦：前歯部審美補綴のための歯周組織の基本的概念と臨床的意義. QDT, 25(2), 2000.

山崎長郎, 本多正明 編著：臨床歯周補綴 マニュアル＆クリニック. 第1 歯科出版, 東京, 1992.

山崎長郎：審美修復治療―複雑な補綴のマネージメント. クインテッセンス出版, 東京, 1999.

山崎長郎, 茂野啓示：生物学的形成の理論と実際. 補綴臨床 MOOK 臨床を変える支台歯形成 1. 医歯薬出版, 東京, 2000.

山崎長郎：審美修復のための構造の基礎. QDT 別冊 Esthetical basic of Elements, p102-111, クインテッセンス出版, 東京, 2000.

山崎長郎：新しい CAD/CAM オールセラミックス・クラウンの臨床応用. The Quintessence, 20(6)：65-74, 2001.

山﨑長郎： Harajuku Institute for Dental Education, Master Course Manual.

# 索　引

apically positioned flap 72
butt-joint 57
dentogingival complex 10, 18, 19
diameter 27, 28
extrusion 72
high crest type 63, 72, 76
low crest type 63
proximal wall 57, 58
room for material 34
slip-joint 57
taper 27, 28
thick-flat type 62, 63, 87, 96, 97
thin-scalloped type 20, 60, 63, 87, 96, 97

## あ

アクセンチュエイティッドシャンファー 50, 55, 56, 58
アンダーカット 26
圧排 20
　　―コード 64, 82, 84
　　―コードの選択 87
　　―コードの挿入順序 88
　　―操作 65
　　―の手順 89

インスツルメントの操作方法 88
インターナルラインアングル 29, 56
維持力 27
印象採得 82, 84
　　―の方法 87
印象の評価ポイント 90

Weisgold の分類 63, 97

エステティックゾーン 76
エマージェンスプロファイル 23
炎症 18, 21, 82
　　―のコントロール 82

オーバーカントゥア 20, 22, 23, 51
オールセラミッククラウン 31, 56
　　―に必要な削除量 32
　　―の強度に影響を与えるファクター 31
　　―の支台歯形成 31
　　―レストレーション 12
オドントプラスティ 53

## か

解剖学的形態 8
解剖学的特異性 94

機能的咬合面形成 42
矯正的挺出 72

クラウン 27
　　―カントゥア 82
　　―の維持力 27
　　―プレパレーション 77
　　―プレパレーションのための前処置 69
　　―マージンの露出 92
グルーブ 27

形態改善 35
形態的調和 70
形態的不調和 21
結合織性付着 61

コーピングメタル 31
コンタクトエリア 94
コンタクトポイント 19
効果的フェルール 48
咬合面・舌面形成用バー 39
咬合面形成 40, 42
構造力学上の考慮事項 27
構造力学的要件 26, 76
骨縁下カリエス 72
骨整形の原則と目的 73
骨頂の位置 61
骨の形態 61
骨のスキャロップ 63
根分岐部 51, 52

## さ

3 面形成 40
サブジンジバルカントゥア 20, 23, 51
　　―の設定 19
削除量の決定 34
削除量を決定する要素 35

シェード 59
　　―変更 60
シャンファー形成用バー 39
歯間空隙 22
歯冠修復治療 18
歯冠修復物マージン 99

歯冠修復物マージンの不適合 22
歯間水平距離 22, 94
歯間乳頭部 94
　　—再生 94
色調再現性 56, 100
軸面形成 40
軸面 3 面形成の意義 40
軸面の形成順序 41
歯根形態 10, 70
歯周外科 10, 76
歯周組織 63
　　—の形態と特徴 63
　　—のコントロール 82, 83
　　—の性状 63
　　—の損傷 64
　　—の破壊 92
　　—の問題 20
歯槽骨形態のアンバランス 22
歯槽骨頂 63, 94, 99
歯槽骨辺縁形態 92, 94
支台歯形成 8, 10, 12
　　—に求められる基本原則 27
　　—の基本的要件 26
　　—のテクニック 49
　　—の手順 40, 43
　　—の不備 27
　　—用バーの選択 38
　　—量 23
　　—量の不足 20, 22, 23
支台歯形態 10, 26, 70
支台歯の準備 10
支台歯の条件 59
　　—が悪い場合の対処法 62
支台歯のテーパー 27
支台歯の長さ 27
歯肉圧排 51, 64, 82, 84
　　—法の選択 84
歯肉縁下カリエス 10, 72
　　—に対する補綴前処置 73
歯肉縁下マージン 59, 61
歯肉縁形態 94
歯肉縁上マージン 59
歯肉縁の移動 65
歯肉溝 61, 94
　　—の深さ 22, 85
歯肉退縮 18, 21, 23, 92, 98
歯肉の腫脹 22
歯肉のスキャロップ 63
歯肉のバイオタイプ 97
歯肉の発赤 21, 22
修復材料 54, 56
修復物の評価 98

修復物マージンの不適合 22
上皮性付着 61
診査・診断 98, 105
診断用ワックスアップ 8, 35, 104, 105
審美修復治療 94
審美性 18, 59
審美的改善 104
審美的配慮 76
審美的要件 27

スキャロップ 50
　　—形態 20, 50, 70, 95
　　—の高低差 19
　　—への対応 49
スリップジョイント 56, 57
スロープドショルダー 31, 50, 55, 56, 58
　　—形成用バー 39

セメント—エナメル境 92
セラミックマージン 29, 56, 58
生物学的幅径 10, 12, 21, 59, 61, 72, 74, 91
　　—の概念 61
　　—の侵襲 20
　　—回復 76
生物学的要件 26, 76
接着性ポーセレン修復における支台歯形成の原則 33
洗浄 90
前処置 10
造陰現象 29, 30
相似形 9, 26

## た

ダイヤモンドバー 38
　　—の移動方向 49
対向角度 27

中心軸 49

ディスカラーレーション 60, 62
デンティンボンディング 18
適合性 56

ドーム状骨整形 70
トップダウントゥースプレパレーション 8
トランディショナルラインアングル 42
透過性 29, 30, 59

## な

軟組織形態 10, 70

2 重圧排 84, 86
乳頭部歯肉 22

## は

バーの使用方法 49
パイロットグルーブ 34
バットジョイント 56, 57, 58
パラボリックシェイプ 70
歯―歯肉―歯槽骨の垂直的関係 19

ファイナルプレパレーション 9
フィニッシュライン 12, 20, 49, 54, 61, 63, 84, 94, 97
　―設定位置を決定する臨床条件 59
　―の確認 100
　―の形態的不調和 21
　―の設定位置 59, 91, 92, 99
　―の設定限界 19
　―の設定方法 64, 66
　―のプレパレーション 98
フェザータッチ 51
フェルール 10, 48
　―の獲得 76
ブラックトライアングル 18, 19, 76, 94
フルクラウン 84
フルーティング 70
　―形成 51, 52, 53
プレパレーション 8, 10, 18, 104
　―のガイドライン 91
　―の評価 69
プロビジョナルレストレーション 12, 51, 66
　―による評価 100
不適合歯冠修復物 18
不適合修復物 98

ヘアーラインカラー 56

ポーセレン焼成 57
ボーントポグラフィ 72
ポスト離脱 48

ボディポーセレン 29
補助的機構 27

## ま

マージン形成 49
　―方法 50
マージン形態 12, 31, 54, 56
マージン設定方法 51
マージンの連続性 26
マージン設定 59

Maynard の分類 64
メタルセラミッククラウン 31, 56
メタルセラミックの支台歯形成 29

## や

有髄歯 56
　―形成 51

## ら

ライトシャンファー 54
ラインアングル 32
ラウンデッドショルダー 31, 48, 50, 56, 58
　―形成用バー 39
ラダープレパレーション 49
ラミネートベニア 56
　―の支台歯形態 33
　―の支台歯形成 32
　―に必要な削除量 33

力学的特性 31
臨床歯冠長延長術 27, 72
隣接面形成 42
　―用バー 39
隣接面の骨―歯肉関係の破壊 20
隣接面フィニッシュライン 85

【監修者・編集者略歴】

山﨑　長郎（やまざき　まさお）
　1945 年　長野県出身
　1970 年　東京歯科大学卒業
　1974 年　原宿デンタルオフィス開設

小濱　忠一（おばま　ただかず）
　1956 年　東京都出身
　1981 年　日本大学松戸歯学部卒業
　1984 年　原宿デンタルオフィス勤務
　1986 年　小濱歯科医院開設
　2006 年　日本大学歯学部客員教授

瀬戸　延泰（せと　のぶやす）
　1963 年　神奈川県出身
　1989 年　日本大学歯学部卒業
　1990 年　原宿デンタルオフィス勤務
　1994 年　瀬戸デンタルクリニック開設

---

歯科臨床のエキスパートを目指して
——コンベンショナルレストレーション
4　クラウンプレパレーション　　ISBN978-4-263-40619-2

2004 年　6 月 30 日　第 1 版第 1 刷発行
2008 年　5 月 15 日　第 1 版第 3 刷発行

監　修　山﨑　長郎
編　集　小濱　忠一
　　　　瀬戸　延泰
発行者　大畑　秀穂
発行所　医歯薬出版株式会社
　〒113-8612　東京都文京区本駒込 1-7-10
　TEL.（03）5395-7638（編集）・7630（販売）
　FAX.（03）5395-7639（編集）・7633（販売）
　http://www.ishiyaku.co.jp/
　郵便振替番号　00190-5-13816

乱丁・落丁の際はお取り替えいたします　　印刷・三報社／製本・明光社

© Ishiyaku Publishers, Inc., 2004, Printed in Japan　[検印廃止]

本書の複製権・翻訳権・上映権・譲渡権・貸与権・公衆送信権（送信可能化権を含む）は，医歯薬出版(株)が保有します．

JCLS〈日本著作出版権管理システム委託出版物〉

本書の無断使用は，著作権法上での例外を除き禁じられています．複写をされる場合は，そのつど事前に日本著作出版権管理システム（FAX. 03-3815-8199）の許諾を得てください．